Estradiol - Können Hormone Gelenke schützen?

Kristian Ewald

Estradiol - Können Hormone Gelenke schützen?

In-vitro Untersuchungen zum Einfluss von Estradiol auf Entzündungsprozesse im Meniskusgewebe

Südwestdeutscher Verlag für Hochschulschriften

Impressum/Imprint (nur für Deutschland/only for Germany)
Bibliografische Information der Deutschen Nationalbibliothek: Die Deutsche Nationalbibliothek verzeichnet diese Publikation in der Deutschen Nationalbibliografie; detaillierte bibliografische Daten sind im Internet über http://dnb.d-nb.de abrufbar.
Alle in diesem Buch genannten Marken und Produktnamen unterliegen warenzeichen-, marken- oder patentrechtlichem Schutz bzw. sind Warenzeichen oder eingetragene Warenzeichen der jeweiligen Inhaber. Die Wiedergabe von Marken, Produktnamen, Gebrauchsnamen, Handelsnamen, Warenbezeichnungen u.s.w. in diesem Werk berechtigt auch ohne besondere Kennzeichnung nicht zu der Annahme, dass solche Namen im Sinne der Warenzeichen- und Markenschutzgesetzgebung als frei zu betrachten wären und daher von jedermann benutzt werden dürften.

Coverbild: www.ingimage.com

Verlag: Südwestdeutscher Verlag für Hochschulschriften GmbH & Co. KG
Heinrich-Böcking-Str. 6-8, 66121 Saarbrücken, Deutschland
Telefon +49 681 37 20 271-1, Telefax +49 681 37 20 271-0
Email: info@svh-verlag.de

Zugl.: Christian-Albrechts-Universität zu Kiel, Diss., 2010

Herstellung in Deutschland (siehe letzte Seite)
ISBN: 978-3-8381-3253-2

Imprint (only for USA, GB)
Bibliographic information published by the Deutsche Nationalbibliothek: The Deutsche Nationalbibliothek lists this publication in the Deutsche Nationalbibliografie; detailed bibliographic data are available in the Internet at http://dnb.d-nb.de.
Any brand names and product names mentioned in this book are subject to trademark, brand or patent protection and are trademarks or registered trademarks of their respective holders. The use of brand names, product names, common names, trade names, product descriptions etc. even without a particular marking in this works is in no way to be construed to mean that such names may be regarded as unrestricted in respect of trademark and brand protection legislation and could thus be used by anyone.

Cover image: www.ingimage.com

Publisher: Südwestdeutscher Verlag für Hochschulschriften GmbH & Co. KG
Heinrich-Böcking-Str. 6-8, 66121 Saarbrücken, Germany
Phone +49 681 37 20 271-1, Fax +49 681 37 20 271-0
Email: info@svh-verlag.de

Printed in the U.S.A.
Printed in the U.K. by (see last page)
ISBN: 978-3-8381-3253-2

Für Imke

Beachte immer, dass nichts bleibt, wie es ist und denke daran, dass die Natur immer wieder ihre Formen wechselt.

Marc Aurel

Inhaltsverzeichnis

Abkürzungsverzeichnis   I

Abbildungs- und Tabellenverzeichnis   III

1.   Einleitung   Seite

1.1	Epidemiologie, Rolle und Klinik degenerativer und entzündlicher Gelenkerkrankungen	1
1.2	Der Meniskus	2
1.2.1	Aufbau und Funktion des Meniskus	2
1.2.2	Histologie des Meniskus	3
1.3	Pathologie und Pathophysiologie der Menisken im Rahmen degenerativ entzündlicher Gelenkerkrankungen	4
1.3.1	Das proinflammatorische Zytokin Interleukin-1 (IL-1)	4
1.3.2	Matrixmetalloproteinasen: MMPs	5
1.3.3	Aggrekanasen: ADAMTS-4	7
1.3.4	Stickoxid (NO)	8
1.4	Estradiol (17 beta-Estradiol)	9
1.4.1	Zusammenhang zwischen Osteoarthrose und Estradiol	10
1.4.2	Vermittlung der Estradiolwirkung	11
1.4.3	Wirkungen von Estradiol auf Gelenkknorpel	12
1.5	Fragestellung und Zielsetzung der Arbeit	13

2.   Material und Methoden

2.1	Material	14
2.1.1	Chemikalien und Reagenzien	14
2.1.2	Gewebeherkunft	16
2.2	Methoden	16
2.2.1	Die Herstellung und Kultivierung von bovinen Meniskusexplantaten	16
2.2.2	Die Isolierung und Kultivierung von bovinen Meniskuszellen	18
2.2.3	Estradiol	21
2.2.3.1	Estradiol-Verdünnung	21
2.2.3.2	Positivkontrolle Estradiolwirkung	22
2.2.3.3	Messung der Zellproliferation	22
2.2.4	Messung der GAG-Konzentration in den Kulturüberständen	23

2.2.5	Messung der NO-Konzentration in den Kulturüberständen	23
2.2.6	Untersuchungen zur Genexpression von Matrixmolekülen und Matrix abbauenden Proteasen auf mRNA-Ebene	24
2.2.6.1	RNA-Isolierung aus Meniskusgewebe	24
2.2.6.2	RNA-Isolierung aus Meniskuszellen	25
2.2.6.3	Bestimmung der isolierten RNA-Konzentration und Reinheit	25
2.2.6.4	Durchführung der real-time RT-PCR	26
2.2.6.5	Durchführung der SYBR® Green real-Time RT-PCR	27
2.2.6.6	Auswertung und Darstellung der Daten der real time RT-PCR	31
2.2.7	Charakterisierung der isolierten Zellen aus bovinem Meniskusgewebe	32
2.2.8	Statistische Auswertung	33

3. Ergebnisse

3.1	Nachweis des Grades der biologischen Wirksamkeit von Estradiol	34
3.2	Meniskusexplantate	35
3.2.1	Einfluss von Estradiol auf die von IL-1 induzierte Freisetzung von Glykosaminoglykanen	35
3.2.2	Einfluss des Inhibitors ICI 182, 780 auf die Wirkung von Estradiol auf die von IL-1 induzierte Freisetzung von Glykosaminoglykanen	37
3.2.3	Einfluss von Estradiol auf die von IL-1 induzierte Stickoxid (NO)-Produktion	38
3.2.4	Einfluss des Inhibitors ICI 182, 780 auf die Wirkung von Estradiol auf die von IL-1 induzierte Freisetzung von Stickoxid (NO)	39
3.2.5	Einfluss von Estradiol auf die von IL-1 induzierte Transkription von Matrix-abbauenden Proteasen in Meniskusexplantaten	40
3.3	Meniskuszellen	44
3.3.1	Einfluss von Estradiol auf die von IL-1 induzierte Transkription von Matrix-abbauenden Proteasen an Meniskuszellen	44
3.4	Immunhistochemische IBA-1 Färbungen	47

4. Diskussion

4.1	Die Versuchsmodelle	48
4.1.1	Meniskusexplantate	48
4.1.2	Meniskuszellen	50
4.2	Biologische Wirksamkeit von Estradiol	51

4.3	Freisetzung von Glykosaminoglykanen (GAG)	51
4.4	Freisetzung von Stickoxid (NO)	52
4.5	Transkription von matrixdegradierenden Enzymen und Aggrekan	54
4.6	Ausblick	56
5.	**Zusammenfassung**	**58**
6.	**Danksagung**	**60**
7.	**Literaturverzeichnis**	**61**

Abkürzungsverzeichnis

%	Prozent
°C	Grad Celsius
Abb.	Abbildung
ADAMTS	a disintegrin and metalloproteinase with thrombospondin motifs
aqua dest.	destilliertes Wasser
aqua bidest.	doppelt destilliertes Wasser
BSA	Bovines Serumalbumin
ca.	circa
cDNA	complementary desoxyribonucleicacid (komplementäre DNS)
DMEM	Dulbecco's Modified Eagle Medium
DMMB	Dimethylmethylenblau
DNA	desoxyribonucleicacid (DNS = Desoxyribonukleinsäure)
DNase	Desoxyribonuklease
DSMZ	Deutsche Sammlung von Mikroorganismen und Zellkulturen
ELISA	enzyme-linked immunosorbent assay
ER	Estradiolrezeptor
Estradiol	17 beta-Estradiol
et al.,	et alii oder et aliae (und andere)
etc.	et cetera
EZM	Extrazellularmatrix
FG	Feuchtgewicht
FKS	fötales Kälberserum
g	Gravitationskraft
GAG	Glykosaminoglykane
h	Stunde
HBSS	Hank's Buffered Salt Solution
IBA-1	ionized calcium binding adaptor molecule 1
ICI	Imperial Chemical Industries
ICI 182, 780	Estradiol-Rezeptor-Antagonist (Fulvestrant®)
iNOS	induzierbare Stickstoffmonoxid-Synthase
IL	Interleukin
IL-1	Interleukin-1β

Lig.	Ligamentum
M	molar = Mol /Liter
min	Minute
ml	Milliliter = 10^{-3} Liter
µl	Mikroliter = 10^{-6} Liter
µm	Mikrometer = 10^{-6} Meter
MCF-7	Mamma-Adenokarzinom-Zellline
MMP	Matrixmetalloproteinase
mRNA	messenger RNA
n	Anzahl
NF-κB	nuclear factor-κB
ng	Nanogramm = 10^{-9} Gramm
nm	Nanometer = 10^{-9} Meter
NO	Stickstoffmonoxid
OD	optische Dichte
PBE	phosphate-buffered saline with EDTA
PBS	phosphate-buffered saline
PCR	polymerase chais reaction (Polymerase-Kettenreaktion)
pg	Picogramm = 10^{-12} Gramm
RA	Rezeptor-Antagonist
RNA	Ribonukleinsäure
RNase	Ribonuklease
ROS	reaktive Sauerstoffspezies
rpm	rounds per minute (Umdrehungen pro Minute)
sec.	Second (Sekunde)
Tab.	Tabelle
TIMP	tissue inhibitor of metalloproteinase
TNF-α	Tumornekrosefaktor-α
UN	Vereinte Nationen
v.a.	vor allem
vs.	versus, gegenüber gestellt
WHO	Weltgesundheitsorganisation
z.B.	zum Beispiel

Abbildungsverzeichnis / Tabellenverzeichnis

		Seite
Abb. 1:	Schematische Darstellung der ultrastrukturellen Anordnung der Kollagenfasern im Meniskus	3
Abb. 2:	Inzidenz der Gonarthrtis	10
Abb. 3:	Schematische Darstellung der Herstellung von bovinen Meniskusexplantaten	17
Abb. 4:	Schematische Darstellung des Versuchsablaufs für Meniskusexplantaten	18
Abb. 5:	Darstellung der Präparation der oberflächlichen Meniskusstücke zur Isolation von Meniskuszellen	19
Abb. 6:	Schematische Darstellung des Versuchsablaufs für Meniskuszellen	21
Abb. 7:	Estradiol stimuliert die Proliferation von MCF-7 Zellen	34
Abb. 8:	Senkung der IL-1 induzierten GAG-Freisetzung durch Estradiol aus Meniskusexplantaten	36
Abb. 9:	ICI 182, 780 inhibiert Estradiolwirkung auf IL-1 induzierte GAG-Freisetzung aus Meniskusexplantaten	37
Abb. 10:	Estradiol reduziert die IL-1 induzierte NO-Freisetzung aus Meniskusexplantaten	38
Abb. 11:	ICI 182, 780 hebt die durch Estradiol hervorgerufene Reduktion der IL-1 induzierten NO-Freisetzung aus Meniskusexplantaten	39
Abb. 12:	Estradiol reduziert die IL-1 induzierte mRNA Transkription von ADAMTS-4 in Meniskusexplantaten	40
Abb. 13:	Estradiol reduziert die IL-1 induzierte mRNA Transkription von MMP-3 in Meniskusexplantaten	41
Abb. 14:	Estradiol erhöht die mRNA Transkription von Aggrekan in Meniskusexplantaten	42
Abb. 15:	Estradiol hat keinen Einfluss auf die mRNA Transkription der iNOS in Meniskusexplantaten	43
Abb. 16:	Estradiol reduziert die IL-1 induzierte mRNA Transkription ADAMTS-4 bei Meniskuszellen	45
Abb. 17:	Estradiol erhöht die IL-1 induzierte mRNA Transkription von Aggrekan bei Meniskuszellen	46

Abb. 18: Estradiol reduziert die IL-1 induzierte mRNA Transkription von

MMP-13 bei Meniskuszellen   46

Abb. 19: IBA-1 Färbung des Meniskusgewebes (a) basisnah, (b) basisfern   47

Abb. 20: IBA-1 Färbung (a) Mikroglia, Ratte (Positivkontrolle), (b) Meniskuszellen   47

Tab. 1: Übersicht über die verwendeten Primer für die

real-time RT-PCR   28

Tab. 2: Übersicht über den Ablauf der RT-PCR   29

1. Einleitung

1.1 Epidemiologie, Rolle und Klinik degenerativer und entzündlicher Gelenkerkrankungen

Weltweit sind Erkrankungen und Verletzungen des allgemeinen Bewegungsapparates die häufigste Ursache für chronifizierte Schmerzen und Behinderungen bei Bewegungen im Alltag. Die Osteoarthrose (OA) als eine degenerativ, primär nicht-entzündliche Erkrankung und die entzündlichen Erkrankungen von Gelenken wie die Rheumatoide Arthritis (RA) spielen dabei eine entscheidende Rolle.

Als OA bezeichnet man eine chronische Gelenkerkrankung, die vorwiegend durch die fortschreitende Zerstörung des Gelenkknorpels und der umliegenden Gelenkgewebe gekennzeichnet ist (Price et al., 2010). Für die OA gibt es verschiedene Risikofaktoren. Dabei unterscheidet man systemische Einflüsse wie Alter, Geschlecht, Hormonstatus und genetische Grundlagen sowie lokale biomechanische Einflüsse wie z.B. Gelenkverletzungen, Adipositas, Bewegungsintensität etc. (Garstang et al., 2006). Im aktivierten klinischen Zustand kommt es zusätzlich zu einer Entzündung der Synovialmembran (Martel-Pelletier et al., 2008). Patienten die an OA leiden, zeigen häufig Symptome wie Schmerzen im Gelenk besonders nach Überbeanspruchung oder langen Zeitspannen der Untätigkeit, wie z.B. lange Zeit sitzen. Das betroffene Gelenk zeigt Schwellungen, Steifheit und damit eine begrenzte Beweglichkeit.

Die RA ist dagegen eine chronisch entzündliche systematische Gelenkerkrankung, bei der es ausgehend von Schleimhautentzündungen (Synovialitis) verschiedener Gelenke bei zum Teil schubweise progredientem Verlauf der Entzündungen zu Gelenkzerstörung kommen kann. Die Symptome der RA sind dabei sehr stark variabel ausgeprägt und ähneln denen der OA. Dabei sind die Ursachen der RA bis zum heutigen Tag größtenteils ungeklärt. Man vermutet eine multifaktorielle Genese (Harris, 1990).

Das Robert Koch-Institut der Bundesrepublik Deutschland konnte in seiner Gesundheitsberichterstattung zeigen, dass in Deutschland Menschen im Alter von 50-60 Jahren bis zu 20 Prozent der Gesamtbevölkerung an einer radiologisch gesicherten OA des Hüft- oder Kniegelenks leiden. Die Hälfte der betroffenen Patienten klagt zusätzlich über die oben genannten Symptome einer OA oder RA. Auffallend erscheint der überwiegende Anteil der weiblichen Erkrankten mit 63 Prozent der gesicherten Osteoarthrosepatienten. Bereits andere wissenschaftliche Arbeiten konnten folgende geschlechtsspezifische Besonderheit zeigen (Richette et al., 2003): Ab dem 50.

Lebensjahr nehmen Inzidenz und Prävalenz von Hüft- und Kniearthrose bei Frauen verstärkt gegenüber Männern zu.

Betrachtet man die Kosten für das Gesundheitssystem der Bundesrepublik Deutschland so erkennt man, dass im Jahr 2004 Erkrankungen des Muskel-Skelett-Systems mit 25 Milliarden Euro der drittgrößte Kostenfaktor für Behandlungen von Erkrankungen in Deutschland sind. Allein davon entfielen 6,8 Milliarden Euro, also in etwa ein Drittel, auf die Behandlungen der OA und RA (Robert Koch-Institut, 2006b).

1.2 Der Meniskus

1.2.1 Aufbau und Funktion des Meniskus

Im Kniegelenk artikulieren die beiden Femurkondylen mit den Gelenkflächen des Tibiakopfes. Zwischen den beiden Femurkondylen und den Gelenkflächen des Tibiakopfes befinden sich die Menisken. Sie unterteilen, wenn auch unvollständig, die Gelenkhöhle. Im makroskopischen Querschnitt sind die Menisken keilförmig. Sie bestehen aus einem viskoelastischen faserknorpelartigen Gewebe und besitzen eine obere und untere Gelenkfläche. Der mediale Meniskus sieht in der Flächenansicht C-förmig aus und ist mit der Gelenkkapsel und dem Lig. collaterale mediale verwachsen. Dagegen ist der dreiviertelringförmige laterale Meniskus nur mit der Kapsel, nicht aber mit dem Lig. collaterale laterale verbunden. Zudem sind die Anheftungsstellen an der Area intercondylaris anterior und posterior beim medialen Meniskus weiter voneinander entfernt, als beim lateralen. Bei Bewegungen im Kniegelenk verformen und verschieben sich die Menisken auf dem Tibiakopf. Dabei ist der laterale Meniskus aufgrund der andersartigen Befestigung in einem höheren Ausmaß verschieblich, als der mediale Meniskus. Aufgrund der funktionsabhängigen Verschieblichkeit, nennt man die Menisken auch „transportable Gelenkflächen".

Die Menisken vergrößern die druckübertragende Kontaktfläche zwischen den stark gekrümmten Femurkondylen und der flachen Gelenkpfanne des Tibiakopfes. Bei einer Zerstörung oder Entfernung der Menisken kommt es so zu einer Druckerhöhung auf den Gelenkknorpel um den Faktor drei, wodurch es zu einer Überbelastung und Zerstörung des Gelenkknorpels kommen kann (Aagaard et al., 1999).

Im kapselnahen Bereich sind die Menisken gut durchblutet. Die zentralen inneren Anteile sind avaskulär und werden durch die Synovialflüssigkeit ernährt (Petersen et al., 1999). Aufgrund dieser Besonderheit regeneriert bei Verletzungen dieser innere Anteil deutlich schlechter als der kapselnahe Anteil und ist häufiger von operativen Resektionen betroffen (Hennerbichler et al., 2007).

1.2.2 Histologie des Meniskus

Das faserknorpelige Gewebe der Menisken besteht aus einem geringen Anteil an Zellen und einem sehr großen Anteil extrazellulärer Matrix (EZM). Die Zusammensetzung besteht aus 70% Wasser und zu 30% aus organischem Material, welches wiederum zu 70% von Kollagen gebildet wird (McDevitt et al., 1990).

Das Meniskusgewebe lässt sich in einem Querschnitt in drei Schichten unterscheiden (Abb. 1). Die Oberfläche bildet die erste Schicht und besteht aus einem Netz feiner Kollagenfibrillen. Die zweite, in der Mitte liegende Schicht wird von lamellenartigen sich überkreuzenden Faserbündeln gebildet. In der Tiefe, der dritten Schicht, finden sich überwiegend zirkulär angeordnete, dicke Kollagenbündel die von Bindegewebssepten unterbrochen sind und durch radiär verlaufende Bündel verstärkt werden (Petersen et al., 1999).

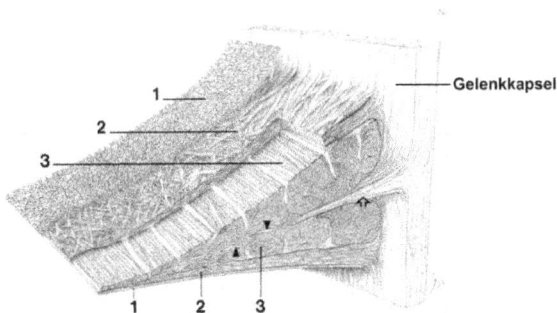

Abb. 1: Schematische Darstellung der ultrastrukturellen Anordnung der Kollagenfasern im Meniskus (Petersen et al., 1999)
1. Parallel zur Oberfläche angeordnete Fibrillen mit zufällig ausgerichteter Ausrichtung
2. Überkreuzende Kollagenfasern
3. Zirkulär verlaufende Kollagenfaserbündel (quer), unterbrochen von septenartigen Verbindungsfasern (Pfeilköpfe)

Ein wichtiger Bestandteil der EZM im Meniskusgewebe sind Proteoglykane. Dies sind hydrophile Makromoleküle die aufgrund ihrer negativ geladenen Polysaccharidseitenketten, bis zum 50-fachen ihres Gewichts an Wasser binden können. Sie machen 1-3% des Trockengewichts der Menisken aus und bestehen aus Glykosaminoglykan (GAG) -

Seitenketten, die kovalent an ein Kernprotein gebunden sind (McDevitt et al., 1990). Das Kernprotein Aggrekan mit seinen GAG-Seitenketten ist das häufigste Proteoglykan im Knorpelgewebe (Hardingham et al., 1995). Im Meniskusgewebe werden die Proteoglykane von den Faserknorpelzellen synthetisiert und werden in einem Netzwerk von Kollagenfasern verankert. Bei einer Kompression wird das gebundene Wasser zunehmend verdrängt und es baut sich ein hydrostatischer Druck auf, da das Wasser aufgrund von Reibungskräften nur schwer aus dem Gewebe austreten kann.

Diese biomechanischen Eigenschaften verleihen Meniskusgewebe die wichtige Fähigkeit Drücke zu mindern (Mow et al., 1984). Im inneren avaskulären Drittel des Meniskus ist der Gehalt an Proteoglykanen am höchsten. Dies sind die Orte der maximalen Druckbelastung. Der Proteoglykangehalt nimmt mit dem Alter ab, was die Menisken anfälliger für Verletzungen macht (Karube et al., 1982). Diese Veränderungen in der Zusammensetzung der EZM beeinflussen die biomechanischen Eigenschaften des Gewebes und können langfristig zur Degeneration des Meniskus führen (Mort et al., 2001).

1.3 Pathologie und Pathophysiologie der Menisken im Rahmen degenerativ entzündlicher Gelenkerkrankungen

1.3.1 Das proinflammatorische Zytokin Interleukin-1 (IL-1)

Das Zytokin IL-1 spielt eine entscheidende Rolle bei einer Vielzahl immunologischer Reaktionen des Körpers und gehört wie z.B. auch IL-6 und IL-8 zu den entzündungsfördernden Mediatoren des menschlichen Immunsystems. Daher wird es im Gegensatz zu den so genannten antiinflammatorischen Zytokinen (z.B. IL-4, IL-10 und IL-13) als proinflammatorisches Zytokin bezeichnet (Fernandes, 2002). IL-1 kommt im menschlichen Körper in Form zweier Agonisten, IL-1a und IL-1fl, vor (Dinarello, 1991). Diese beiden Proteine werden zunächst als intrazelluläre Pro-Form von verschiedenen Zelltypen wie z.B. Makrophagen, Chondrozyten, Synovialozyten und Granulozyten produziert (Nashan et al., 1999) und entfaltet seine Wirkung zum Teil intrazellulär (Mosley et al., 1987) sowie nach Prozessierung durch Proteasen über die IL-1-Rezeptoren Typ 1 und Typ 2. Gehemmt wird die Wirkung von IL-1 u.a. durch den IL-1-Rezeptor-Antagonist (IL-1-RA) (Dinarello, 1991), der kompetitiv an IL-Rezeptoren bindet (Arendt, 1991). IL-1 übernimmt als proinflammatorisches Zytokin neben der Beteiligung an lokalen und systemischen Reaktionen des Immunsystems wie z.B. der Induktion von Fieber (Dinarello et al., 1986) auch eine wichtige Rolle im Rahmen degenerativ-entzündlicher Gelenkerkrankungen. So wurde ein hoher IL-1 Spiegel in der Synovialflüssigkeit von OA- und RA-Patienten nachgewiesen (Schlaak et al., 1996). Speziell an hyalinem Gelenkknorpel, aber auch an Meniskusgewebe konnte in verschiedenen wissenschaftlichen Arbeiten ein IL-1 induzierter Abbau von Proteoglykanen und Kollagenen, sowie die Hemmung deren Syntheserate gezeigt werden (Lemke, 2006). Ferner kam es durch IL-1 im Meniskusgewebe zu gesteigerter Produktion von Mediatoren wie Stickoxid (NO) und Prostaglandin E2 (LeGrand et al., 2001).

1.3.2 Matrixmetalloproteinasen: MMPs

Matrixmetalloproteinasen (MMPs) bilden eine Familie von zink- und calciumabhängigen Endopeptidasen, die proteolytische und katabole Funktionen bei biologischen Abläufen im menschlichen Körper übernehmen (Nagase, 1997). Zu den Matrixmetalloproteinasen gehören MMP-1 (Kollagenase 1), MMP-2 (Gelatinase A), MMP-3 (Stromelysin 1) und MMP-13 (Kollagenase 3) sowie MMP-7 bis -12 und MMP-14 bis -28 (Nagase et al., 2006). Viele verschiedene Zellen, wie z.B. Makrophagen, Fibroblasten, Chondrozyten, Endothelzellen und Epithelzellen können MMPs produzieren (Dreier et al., 2001). Die Aktivität der MMPs wird auf verschiedenen Wegen reguliert. Die genetische Expression kann transkriptional durch inflammatorische Zytokine, Wachstumsfaktoren, Hormone, über Zell-Zell-Interaktionen und mittels Zell-Matrix-Interaktionen moduliert werden (Benbow et al., 1997). Im Meniskusgewebe zeigt sich die Wirkung der MMPs durch die Spaltung von Kollagenen (MMP-1, -2, -8, -13 und -14) (Murphy et al., 2005), sowie durch den Abbau von Proteoglykanen, wie Aggrekan und anderen nicht-kollagenen Bestandteilen der Extrazellulärmatrix (MMP2, -3, -9, -10, -13 und -19) (Cawston et al., 2006; Murphy et al., 2008). Während verschiedener pathologisch degenerativer oder entzündlicher Prozesse kann es aufgrund eines Ungleichgewichtes zwischen Hemmung und Aktivierung der MMPs zu einer erhöhten Aktivität der katabolen Enzyme kommen (Elkington et al., 2005, Murphy et al., 2005). So wurde in der Synovialflüssigkeit von OA- und RA-Patienten und in In vitro-Modellen mit IL-1 eine erhöhte MMP-Konzentration nachgewiesen (Sasaki et al., 1994).

Untersuchungen an Meniskusgewebe von Kaninchen zeigten unterschiedliche Genexpressionsmuster von MMPs nach mechanisch induzierter OA. Auf der einen Seite zeigte eine Studie eine signifikant erhöhte Expression von MMP-13 bei bereits vorhandener Expression von MMP-1, -3 und -13 (Bluteau et al., 2001), auf der anderen Seite kam es in einer anderen Studie zu keiner signifikant gesteigerten Transkription der Gene von MMP-1, -3 und -13 (Robertson et al., 2006). In einer Versuchsreihe mit einem Mausmodell mit induzierter Arthritis konnte aber gezeigt werden, dass die in der frühen Phase der Entzündung deutlich erhöhte Proteoglykanfreisetzung mit einer deutlich erhöhten MMP-3-Expression korrelierten (van Meurs et al., 1999). In zymografischen Analysen (Substrat-kombinierte Gelelektrophorese) an tierischen und menschlichen Gelenkgeweben konnte zudem der indirekte Nachweis einer Beeinflussung von MMPs (MMP-1, -2, -3, -9) auf Proteinebene durch IL-1 geführt werden (Chu et al., 2004).

1.3.3 Aggrekanasen: ADAMTS-4

Die Aggrekanase ADAMTS-4 (ADAMTS = a disintegrin and metalloproteinase with thrombospondin motifs) gehört zu einer Gruppe von ca. 20 Metalloendopeptidasen, die als ADAMTS-Familie bezeichnet wird (Porter et al., 2005). ADAMTS-Peptidasen entfalten ihre Wirkung über die Prozessierung und unterschiedliche Spaltung von Proteoglykanen wie z.B. Aggrekan, Versikan und Brevikan (Gao et al., 2002). Desweiteren beeinflussen sie andere physiologische Abläufe wie die Hemmung der Angiogenese und die Regulation der Hämostase. Die durch ADAMTS-4 vermittelte Spaltung von Aggrekan läuft dabei an mehreren spezifischen Stellen des Aggrekan-Kernproteins ab, so dass verschiedene Spaltfragmente entstehen (Tortorella et al., 2000).

Neben ADAMTS-4 gehört laut Definitionskriterien auch ADAMTS-5 (Aggrekanase 2) und des weiteren ADAMTS-1 (Aggrekanase 3), ADAMTS-8, -9 und -15 zur Gruppe der Aggrekanasen (Porter et al., 2005).

Unter dem Einfluss des proinflammatorischen Zytokin IL-1 konnten im Rinderknorpelgewebe sowie an humanem osteoarthrotischem Gelenkknorpel vermehrt Aggrekanspaltfragmente nachgewiesen werden. Diese Spaltung des Aggrekan wurde zum größten Teil durch ADAMTS-4 und -5 ausgeführt (Tortorella et al., 2001). Mit Hilfe eines ADAMTS-Inhibitors konnte die Freisetzung dieser Aggrekanspaltfragmente am humanen Knorpel dosisabhängig reduziert werden. Gleiches galt für die Freisetzung von Glykosaminoglykanen (Tortorella et al., 2002) ADAMTS-4 und ADAMTS-5 waren dabei nicht in der Lage weitere Bestandteile der Extrazellulärmatrix des Knorpels, wie z.B. Kollagen Typ I und Typ II zu spalten.

Kontroverse Studienergebnisse sind in Bezug auf die durch Zytokine induzierte Gentranskription von ADAMTS-4 und -5 gesammelt worden. So konnte eine Expression beider Gene in menschlichem Synovialgewebe und Synovialozyten von Gesunden bzw. RA-und OA-Patienten gezeigt werden, wobei die ADAMTS-4-Transkription unter einer Zytokin-Stimulation zusätzlich angeregt werden konnte (Yamanishi et al., 2002). Durch Zytokinstimulation von Knorpelgewebe kam es zum Teil zu einer erhöhten Expression von Aggrekanasen (Tortorella et al., 2001, Patwari et al., 2005), zum Teil blieben die mRNA-Expressionen unbeeinflusst (Flannery et al., 1999; Pratta et al., 2003). Die Frage, durch welche Zytokine ADAMTS-4 und ADAMTS-5 letztlich auf Transkriptionsebene beeinflusst werden, wird ebenfalls nicht einheitlich beschrieben (Patwari et al., 2005; Pattoli et al., 2005).

7

Ein Erklärungsversuch besteht darin, dass die Stimulation der Zytokine primär zur Aktivierung bereits im Gewebe vorhandener Enzyme führt und somit posttranslational die Aktivität der Aggrekanasen reguliert (Nagase et al., 2003).

1.3.4 Stickoxid (NO)

Stickoxid (NO) ist ein freies Radikal, das im Rahmen verschiedener physiologischer und pathophysiologischer Prozesse im menschlichen Körper eine Rolle spielt. NO kann im Gelenk durch eine Vielzahl verschiedener Zelltypen wie z.B. synoviale Fibroblasten, Chondrozyten und Osteoblasten produziert werden (Grabowski et al., 1996). NO-Synthasen (NOS) bilden NO bei oxidativen Umsetzung der Aminosäure L-Arginin zu L-Citrullin (Marletta, 1994). Derzeit sind drei Isoformen der NO-Synthasen bekannt. Die endotheliale NOS (eNOS/NOS-3) und neuronale NOS (nNOS/NOS-1) werden konstitutiv exprimiert und calcium- und calmodulin-abhängig aktiviert, die induzierbare NOS (iNOS/NOS-2) kann durch verschiedene Mediatoren, wie z.B IL-1 induziert werden (Sasaki et al., 1998) und somit die NO-Produktion erhöhen (Garcia et al., 2006). Die Halbwertzeit von NO beträgt als freies Radikal nur wenige Sekunden (Clancy et al., 1998), so dass es nur eine kurze Zeit zur direkten Wirkung zur Verfügung hat. Indirekt wirkt NO über seine stabileren Endprodukte wie Nitrit, Nitrat, Peroxynitrit und Nitro-Tyrosin, in die es umgewandelt wird (Feelisch, 2008). Zu den zahlreichen Effekten von NO zählen neben der Vasodilatation u.a. die Modulation von Zellen des Immunsystems wie T-Zellen, Leukozyten und Mastzellen (Garcia et al., 2006, Feelisch, 2008). NO spielt somit eine wichtige Rolle in der Modulation von Entzündungsprozessen (Clancy et al., 1998). Im Rahmen entzündlicher und degenerativer Gelenkerkrankungen kommt es zu einer erhöhten NO-Produktion (Clancy RM. et al., 1998). So wurden im Serum, in der Synovialflüssigkeit und im Synovialgewebe von OA- und RA-Patienten erhöhte Nitrit-Spiegel gemessen (Karan et al., 2003, Weinberg et al., 2006). Dass NO im Meniskusgewebe produziert werden kann, konnte in Studien zur experimentellen OA (Hashimoto et al., 1999), als auch nach partieller Meniskektomie (Kobayashi et al., 2001), nach mechanischer Stimulation (Shin et al., 2003) und auch unter Einfluss von IL-1 (Cao M et al., 1998) gezeigt und gemessen werden.

Für die weitergehenden Untersuchungen zum Einfluss von NO auf Meniskusgewebe wurde in diversen Studien mit selektiven Hemmstoffen der NO-Synthasen (NG-Monomethyl-L-Arginin-Monoacetat [L-NMMA]) gearbeitet. In einer Reihe verschiedener

Tiermodelle mit Meniskusgewebe (Kaninchen, Schwein) und Knorpelgewebe (Kaninchen, Rind) unter Einfluss von IL-1, wurde die NO-Freisetzung durch L-NMMA gesenkt (Cao et al., 1998, Fermor et al., 2004). Allerdings kam es im Rahmen verschiedener weiterer Studien durch L-NMMA zu einer Steigerung der IL-1-induzierten GAG-Freisetzung (Cao et al., 1998; Stefanovic-Racic et al., 1997). Auf der anderen Seite war die durch IL-1 induzierte Verminderung der Syntheseleistung für Kollagene und Proteoglykane unter L-NMMA-Einfluss abgeschwächt (Häuselmann et al., 1998; Voigt et al., 2009).

Letztlich ist immer noch unklar, welche Rolle NO bei den Mechanismen des Abbaus von Meniskusgewebe im Rahmen degenerativer und entzündlicher Prozesse spielt. NO wird eine katabole Funktion zugeordnet (Lotz et al., 1999), allerdings deuten andere Studien auf einen protektiven Effekt von NO bei IL-1-induziertem Gewebeabbau hin (Cao et al., 1998).

1.4 Estradiol (17 beta-Estradiol)

Estradiol gehört zu den Estrogenen und ist ein Steroidhormon, welche klassischerweise für die Funktion der weiblichen und auch männlichen Geschlechtsorgane zuständig sind. Aus Cholesterin werden Hormonvorstufen gebildet, aus denen mittels des Enzyms Aromatase Estrogene synthetisiert werden. Die biologisch wichtigen Estrogene sind das Estron und das Estradiol. Im weiblichen Körper hängt der Ort und die Frequenz der Synthese von verschiedenen Zuständen wie Alter oder Schwangerschaft ab. Vor dem Eintritt in die Menopause wird die Aromatase im Ovar gebildet und während einer Schwangerschaft in der Plazenta. Postmenopausal kommt es zur Reduktion der ovariellen Aromatase-Expression (Nelson et al., 2001), so dass vorwiegend Adipozyten im Fettgewebe und Fibroblasten in der Haut die Produktion übernehmen. Auch in Osteoblasten und Chondrozyten wurde die Aromatase nachgewiesen (Sasano et al., 1997; Takeuchi et al., 2007). Neben der typischen Funktion als steroidales Sexualhormon wirkt Estradiol auch auf andere Organsysteme, beispielhaft auf die Lipoproteinsynthese oder den Knochenstoffwechsel.

1.4.1 Zusammenhang zwischen Osteoarthrose und Estradiol

Bei Betrachtung der epidemiologischen Daten der Inzidenz der Gonarthrose, erkennt man eine klare Assoziation mit dem Zeitpunkt des Eintritts der Frau in die Postmenopause. In den Lebensjahren bis zum 50. Lebensjahr haben Frauen gegenüber den Männern eine geringere Inzidenz für eine Gonarthrose. Ab dem 50. Lebensjahr kehrt sich dieses um, die Inzidenz bei Frauen steigt exponentiell an und ist im Alter von 70 Jahren fast doppelt so hoch wie die der Männer (Abb. 2).

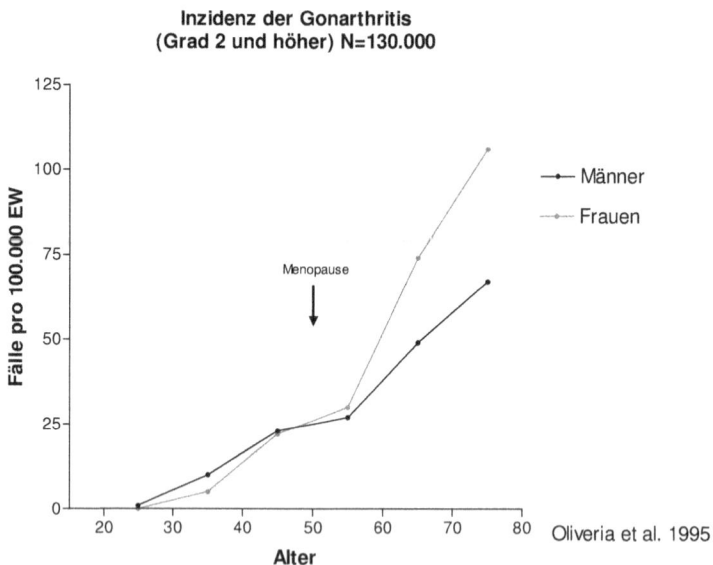

Abb. 2: Inzidenz der Gonarthrtis
Ab dem 50. Lebensjahr kehrt sich die Inzidenz für Gonarthritis um, die Inzidenz bei Frauen steigt exponentiell an und ist im Alter von 70 Jahren fast doppelt so hoch wie die der Männer.

Der Zeitpunkt dieser Umkehr fällt direkt mit der Umstellung des weiblichen Hormonhaushalts, der sogenannten Menopause zusammen. In diesem Lebensabschnitt reduziert das Ovar seine Funktionsleistung physiologischerweise und es kommt zu einem Absinken des Estradiolspiegels im Blut. Dieser Umstand lässt auf einen Zusammenhang von Estradiol und Arthrose schließen. In den letzten Jahren wurden zahlreiche Studien durchgeführt, bei denen eine protektive Wirkung von Estradiol auf den Gelenkknorpel nachgewiesen wurden konnte. Ein genereller Einsatz von Estradiol im Rahmen der Hormonersatztherapie (HRT) zur Arthroseprophylaxe wurde allerdings aufgrund der starken kanzerogenen Wirkung und damit verbundenen Erhöhung der Mamma-Karzinom-Rate verworfen. Zudem konnte ein geringgradiger Effekt der Prävention der Arthrose erst nach mehreren Jahren unter der HRT gezeigt werden (Hanna et al., 2004).

1.4.2 Vermittlung der Estradiolwirkung

Bei der Vermittlung der Wirkung von Estradiol kann zwischen nicht-genomischer und genomischer Vermittlung unterschieden werden. Die genomische Vermittlung nimmt über Veränderungen der Transkriptionsrate Einfluss auf die Genexpression und wird innerhalb von Stunden bis Tagen ausgeprägt. „Nicht-genomisch" bedeutet, dass über die intrazellulären Signaltransduktionswege zunächst DNA-unabhängig Reaktionen vermittelt werden. Gebunden sind diese Vorgänge an die nukleären ER alpha und beta, sowie den membrangebundenen ER GPR30 (Watson et al., 2007). Dabei sind diese Rezeptortypen nicht auf eine dieser Wirkungsformen festgelegt. Es ist bekannt, dass auch die nukleären ER durch intrazelluläre Signaltransduktionswege beeinflusst werden und selbst ihre eigene Wirkung nicht nur durch die eigene Transkriptionsfaktoraktivität, sondern auch ohne direkte Bindung an DNA über Modifikation anderer Transkriptionsfaktoren ausprägen können (Zhang et al., 2006). Im Gelenkknorpel wurden die ER alpha und beta detektiert (Ushiyama et al., 1999; Kinney et al., 2005). Im Meniskus, sowie dem Faserknorpel enthaltenden Diskus des Temporo-Mandibulargelenkes und der Symphyse konnten diese ebenfalls nachgewiesen werden (Wang et al., 2009).

An Wachstumsfugenchondrozyten wurde gezeigt, dass Estradiolwirkungen nicht-genomisch auch ohne die nukleären ER über die intrazelluläre Proteinkinase C vermittelt werden können (Sylvia et al., 2000). Die verschiedenen ER können mit unterschiedlichen Wirkungen assoziiert sein. So wurden rezeptorabhängig proliferationssteigernde oder – hemmende Wirkungen von Estradiol gefunden (Liu et al., 2002). Die Verschiedenheit der beiden nukleären ER alpha und beta wurde insbesondere an Brustdrüsenepithel beschrieben. Der ER alpha dient dort als Rezeptor für die Vermittlung der Proliferationsinitiation. Der ER beta scheint hingegen mit der Differenzierung dieses Epithels assoziiert zu sein. Zudem wurde für ER-Knockout-Mäuse die Entwicklung bestimmter Autoimmunerkrankungen und Tumoren beschrieben (Morani et al., 2008).

1.4.3 Wirkungen von Estradiol auf Gelenkknorpel

In verschiedenen Studien zur Untersuchung der protektiven Wirkung von Estradiol auf hylalinen Gelenkknorpel konnten bereits verschiedene positive Ergebnisse gefunden werden. Die geförderte Synthese von Bestandteilen der EZM durch Estradiol kann die klassische Chondrozytenfunktion unterstützen (Maneix et al., 2008). Untersuchungen an humanen Chondrozyten von gesunden Patienten zeigten einen ähnlichen Einfluss (Kinney et al., 2005). Weiterhin ist der Einfluss abhängig von weiteren Hormonen wie z.B. Insulin (Claassen et al., 2006). In Tierexperimenten, in denen nachweisbar der Estradiolspiegel durch eine Ovariektomie gesenkt werden konnte, wurden vermehrt Läsionen im Gelenkknorpel nachgewiesen, welche sich durch einen Estradiolersatz vermindern ließen (Oestergaard et al., 2006).

Bei Entzündungsreaktionen ist Estradiol an der Regulation sowohl als pro- als auch als antiinflammatorische Substanz beteiligt (Straub, 2007). Eine Hemmung von IL-1 vermittelten proinflammatorischen Effekten konnte an Chondrozyten des Gelenkknorpels von Kaninchen gezeigt werden (Richette et al., 2007). In einer radiologischen Studie konnte bei Patientinnen in der Postmenopause mit einer Estradiol-Hormon-Ersatz-Therapie mit Hilfe eines MRT gezeigt werden, dass bei diesen Patienten signifikant mehr Gelenkknorpel nachweisbar ist (Wluka et al., 2001).

1.5 Fragestellung und Zielsetzung der Arbeit

Aus den bisherigen Erkenntnissen über die Entwicklung der Osteoarthrose und die beobachtete positive Wirkung des Hormons Estradiol auf den Gelenkknorpel, wird folgende Fragestellung formuliert:

Hat Estradiol einen Einfluss auf die von IL-1 induzierten degenerativen Prozesse am Meniskusgewebe?

- Welchen Einfluss hat Estradiol auf den von IL-1 induzierten Abbau der Proteoglykane und die Produktion von Stickoxid (NO) des Meniskusgewebes?

- Welche Veränderungen werden durch Estradiol im Hinblick auf eine Transkription von Matrix-abbauenden Proteasen in Meniskusgewebe hervorgerufen?

- Kann die gesteigerte Freisetzung durch IL-1 von Glykosaminoglykanen und die Produktion von Stickoxid durch Estradiol beeinflusst werden?

- Könnte ein Estradiol-Inhibitor (ICI 182, 780 [Fulvestrant®]) einen möglichen Effekt aufheben?

2. Material und Methoden

2.1 Material

2.1.1 Chemikalien und Reagenzien

Produkt	Hersteller
Amphotericin	PAA
Aqua dest.	Biochrom AG
BSA	Sigma
Charcoat stripped Serum	Sigma
Chloroform	Merck
Chondroitin-6-Sulfat	Sigma
CyQuant-Kit	MoBi Tec
DePeX®	Serva
Dinatriumtetraborat	Merck
DMEM	Sigma
DMMB	Polysciences
EDTA	Fluka
Estradiol	Sigma
Ethanol	Merck
FKS	Biochrom AG
Fulvestrant	Tocris
Glycin	Roth
Griess-Reagenz	Sigma
Hämatoxylin	Merck
HBSS	PAA
HCl	Merck
Isopropylalkohol (2-Propanol)	Merck
Methylbenzoat	Roth
Mayer's Hämalaunlösung	Merck
NaCl	Roth
NaHPO4	Roth
Paraformaldehyd	Merck
Paraplast (Paraffin)	Sherwood Medical
PBS	PAA
Penicillin G	PAA

Pyronin G	Merck
Qiagen QuantiTect® SYBR Green RT-PCR Kit	Qiagen
Qiagen®One Step RT-PCR	Qiagen
Recombinant Human IL-1a	R & D Systems
RQ1 RNase-freie DNase	Promega
RQ1 DNase Stop Solution	Promega
Streptomycinsulfat	PAA
Tamoxifen	Sigma
TaqMan®-Sonden	Applied Biosystems
Toluidinblau	Aldrich-Chemie
Trizol	Invitrogen
Xylol	Roth

2.1.2 Gewebeherkunft

Es wurde Menisken aus dem Kniegelenk von frisch geschlachteten weiblichen geschlechtsreifen Rindern aus einem kommerziellen Schlachthof (VION Bad Bramdstedt GmbH) verwendet. Durchschnittlich wurden vier Rinderknie von Tieren mit einem mittleren Alter von 4 Jahren zur Gewebeentnahme für ein Experiment benutzt. Die im Schlachthof abgesetzten Rinderknie wurden unter keimarmen Bedingungen und Raumtemperatur maximal 24 h nach der Schlachtung ins Labor transportiert. Es wurde darauf geachtet, dass die betreffenden Menisken keine sichtbaren Veränderungen im Sinne einer Degeneration aufwiesen, um die Gewinnung von makroskopisch gesundem Gewebe vorzunehmen, welches Ausgangsmaterial für die Untersuchung der Estradiolwirkung auf das mit IL-1 stimulierte Meniskusgewebe sein sollte.

2.2 Methoden
2.2.1 Die Herstellung und Kultivierung von bovinen Meniskusexplantaten

Kulturmedium für Explantate:

DMEM	(Dulbecco`s Modified Eagle´s Medium)
10 mM	HEPES
1 mM	Na-Pyruvat
0,4 mM	Prolin
50 µg/ml	Vitamin C
10.000 U/ml	Penicillin G
10 mg/ml	Streptomycinsulfat
25 µg/ml	Amphotericin

HBSS-Lösung mit Antibiotika:

500ml	HBSS (Hanks Buffering Salt Solution)
10.000 U/ml	Penicillin G
10 mg/ml	Streptomycinsulfat
25 µg/ml	Amphotericin

Für die Versuche wurde ausschließlich Meniskusgewebe von Schlachtrindern (Norddeutsche Fleischzentrale GmbH, Bad Bramstedt) verwendet. Einen Tag nach der Schlachtung der Tiere wurden die Kniegelenke zur Verfügung gestellt und waren bis zur Präparation bei Temperaturen von 6-8°C gelagert. Die Gelenke wurden unter sterilen Bedingungen eröffnet und nach einer Durchtrennung der Kreuzbänder waren die

Menisken frei zugänglich. Diese konnten herauspräpariert werden, nachdem die periphere Anheftung an der Gelenkkapsel abgelöst und die Verbindungen am Vorder- und Hinterhorn durchtrennt waren. Bis zur weiteren Bearbeitung wurden die Menisken in die HBSS-Lösung (mit Antibiotika) überführt und gespült. Mit Hilfe einer Stanze wurden aus den medialen und lateralen Menisken einzelne Zylinder mit einem Durchmesser von 10 mm entnommen (Abb. 3). Die Stanze wurde so an die Menisken angelegt, dass lediglich der avaskuläre Bereich (basisfern) genutzt wurde. Mit Hilfe eines Skalpells und einer Lehre wurde anschließend von der planen Unterseite des Meniskusgewebes, welche im Kniegelenk direkt dem Tibiaplateau aufliegt, jeweils eine ca. 1 mm dicke Meniskusscheibe von dem oberflächlichen Meniskusgewebe erstellt. Aus diesen Meniskusscheiben (Durchmesser 10 mm, Dicke 1 mm) wurden 4-5 Meniskusexplantate mit einem Durchmesser von 3 mm mit einer Biopsiestanze herausgestanzt.

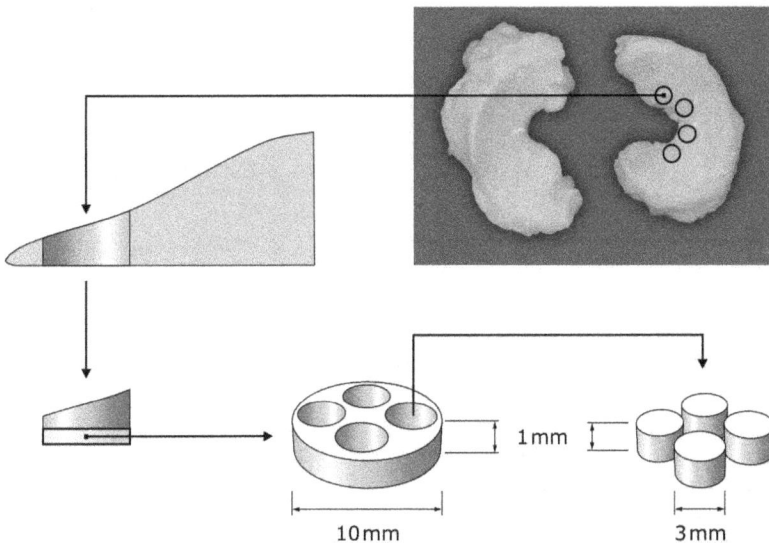

Abb. 3: Schematische Darstellung der Herstellung von bovinen Meniskusexplantaten
Aus medialen und lateralen Menisken wurden einzelne Stanzenzylinder aus dem avaskulären (basisfern) Bereich entnommen, anschließend von der planen Unterseite jeweils eine ca. 1 mm dicke Meniskusscheibe des oberflächlichen Meniskusgewebes erstellt. Aus diesen Meniskusscheiben (Durchmesser 10 mm, Dicke 1 mm) wurden 4-5 Meniskusexplantate mit einem Durchmesser von 3 mm herausgestanzt.

Nach der Bestimmung des Feuchtgewichtes der einzelnen Explantate, wurden die aus den medialen und lateralen Menisken gewonnenen Explantate gleichmäßig und randomisiert auf die verschiedenen Versuchsgruppen aufgeteilt und in Kulturmedium bei 37 °C überführt. Ein Well der 24er-Wellplatte mit jeweils 1 ml Medium wurde dabei mit jeweils drei Explantaten bestückt. Die Meniskusexplantate pro Well wurden so randomisiert, dass das mittlere Feuchtgewicht insgesamt 25 µg/mg ± 2,0 betrug. Pro Versuchsgruppe wurden jeweils vier Wells bestückt. Es folgte eine Vorinkubation der Explantate mit Estradiol im Standard Kulturmedium (Dulbecco´s MEM w/o phenol red - supplemented with sodium pyruvate, HEPES Puffer, Prolin, Vitamin C und Antibiotika) für 24 h. Anschließend wurde das Kulturmedium erneuert und die Gruppen jeweils mit IL-1α (10 ng/ml) und / oder Estradiol stimuliert. Nach 72 h wurde der Versuch beendet und die Explantate für die spätere mRNA-Isolierung in flüssigem Stickstoff eingefroren. Das Medium wurde für die photometrische Messung und einem NO-Nachweis bei -20 °C eingefroren (Abb. 4).

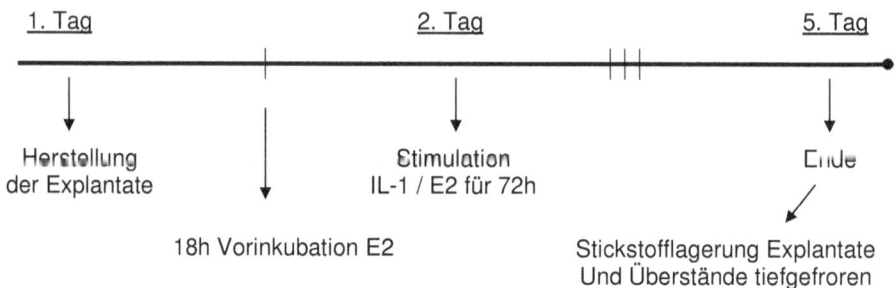

Abb. 4: Schematische Darstellung des Versuchsablaufs für Meniskusexplantaten

2.2.2 Die Isolierung und Kultivierung von bovinen Meniskuszellen

Kulturmedium für Zellen:
Ham`s F-12 Medium
10% (v/v)   FKS
50 µg/ml   Vitamin C
50 µM   Vitamin E
10.000 U/ml Penicillin G
10 mg/ml   Streptomycinsulfat
25 µg/ml   Amphotericin

Hank's buffering salt solution (HBSS) mit Antibiotika:
10.000 U/ml Penicillin
10 mg/ml   Streptomycinsulfat
25 µg/ml   Amphotericin

Kollagenaselösung für den Enzymverdau:
Ham`s F-12 Medium
9,18 KU/ml   Kollagenase

Neben der Untersuchung des Einflusses von IL-1 auf Meniskusgewebe sollte die Wirkung auf enzymatisch isolierte Meniskuszellen analysiert werden. Die Menisken wurden aus dem Kniegelenk herauspräpariert und das anliegende Kapselgewebe entfernt. Um eine größere Ausbeute an Zellen zu erhalten, wurden von beiden oberflächlichen Seiten des Meniskusgewebes (von der zur Tibia angrenzenden planen Seite, welche bereits für die Herstellung der Meniskusexplantate verwendet wurde, sowie von der zu den Femurkondylen gerichteten konkaven Seite) ca. 1 mm dicke Gewebestücke mit einem Skalpell herausgeschnitten (Abb. 5) und in eine HBSS-Lösung (mit Antibiotika) überführt. Zu beachten war eine strikte Präparation im avaskulären, basisfernen Bereich, um möglichst keine Zellen des Mononukleären-Phagozytose-Systems mit zu kultivieren.

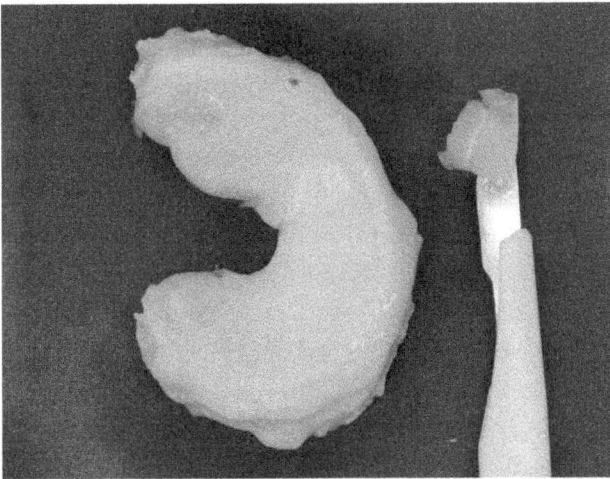

Abb. 5: Darstellung der Präparation der oberflächlichen Meniskusstücke zur Isolation von Meniskuszellen
Bei der Präparation von beiden oberflächlichen Seiten des Meniskusgewebes wurden ca. 1 mm dicke Gewebestücke mit einem Skalpell herausgeschnitten. Diese wurden anschließend zerkleinert und in einer Kollagenaselösung für 17 h inkubiert.

Die Gewebestücke wurden etwas zerkleinert, um für den Enzymverdau eine größere Oberfläche zu schaffen. Anschließend wurden die Gewebestücke zweimal mit HBSS-Lösung gespült. Um die Zellen aus ihrer Extrazellulärmatrix herauszulösen, wurden die herausgeschnittenen Gewebestückchen in 30 ml Kollagenaselösung überführt und für 17

19

h unter Schütteln bei 37°C im Wasserbad verdaut. Die Zellsuspension wurde im Anschluss an den Verdau zentrifugiert (6 min bei 1000 rpm). Da nach der Zentrifugation nur ein schwaches und undeutliches Pellet erkennbar war, wurde bis auf 2 ml der Überstand verworfen und der Rest der Zellsuspension in 5 ml Kulturmedium resuspendiert. Die Zellen der Einzelzellsuspension wurden mit Hilfe des Trypanblau-Tests auf ihre Vitalität hin untersucht. Dazu wurden 20 µl Zellsuspension zu 20 µl Trypanblau gegeben und die Zellzahl mit Hilfe einer Neubauer-Zählkammer ermittelt. Nach Auszählung aller vier großen Eckquadrate der Neubauer-Zählkammer wurde der Mittelwert der Zellanzahl gebildet. Zur Ermittlung der Gesamtzellzahl wurde dieser mit 20.000 und dem Ausgangswert der Zellsuspension (in ml) multipliziert.

Parallel hierzu konnte die Vitalität beurteilt werden. Das Zytosol toter Zellen färbte sich mit dem polyanionischen Farbstoff der Trypanblau-Lösung unter dem Inversmikroskop dunkelblau an, da ihre Zellmembran irreversibel geschädigt war. Durch die veränderten Membraneigenschaften konnte der Farbstoff die Zellmembran penetrieren und so zu einer nachweisbaren Blaufärbung führen. Avitale Zellen wurden in der Auszählung nicht berücksichtigt. Da die Ausbeute an isolierten Meniskuszellen gering ausfiel, konnten keine Untersuchungen an Primärkulturen durchgeführt werden. Daher wurden die Zellen in eine Kulturflasche (75 cm^2) mit 13 ml Kulturmedium überführt und für 7-10 Tage bei 37°C, 5% CO_2 und Raumluftsauerstoff kultiviert. Das Medium wurde alle 3-4 Tage gewechselt. Sobald die Meniskuszellen einen konfluenten Monolayerrasen gebildet hatten, wurden diese vor Versuchsbeginn subkultiviert. Für die Subkultivierung der isolierten Zellen wurde zunächst das Medium in der Kulturflasche abgezogen und die Zellen anschließend einmal mit PBS gespült. Auf den Monolayer wurden für 30 sec 10 ml einer EDTA/Trypsin-Lösung gegeben und bis auf einen kleinen Rest wieder abgezogen. Nach 5 min Inkubation bei 37°C wurden die Zellen durch kräftiges Klopfen vom Flaschenboden abgelöst und in 15 ml Ham´s F-12 Kulturmedium aufgenommen. Nach einer Zentrifugation (10 min, 1000 x g) wurde der Überstand verworfen und das Pellet in 3 ml Medium pro Kulturflasche resuspendiert. Die Anzahl der Zellen in der Zellsuspension wurde in einer Neubauer-Zählkammer mit Hilfe von Trypanblau (oben) bestimmt und die Meniskuszellen in einer Dichte von 100.000 Zellen pro Well in 4 Wells einer 6er-Wellplatte subkultiviert und in jeweils 2 ml serumhaltigem Medium ausgesät und für 2-3 weitere Tage kultiviert (Abb. 6).

Am Tag der Versuchsdurchführung wurde das Medium abgezogen, und nach zweimaliger Spülung mit PBS durch 2 ml serumfreies Stimulationsmedium pro Well ersetzt. Die Stimulation dauerte 24 h, ebenfalls bei 37°C, 5% CO_2 und Raumluftsauerstoff. Nach Beendigung des Stimulationsversuch wurde das verbrauchte Kulturmedium abpipettiert

und in Reagenzröhrchen bei -20 °C eingefroren und die RNA nach entsprechenden
Herstellerempfehlungen mit den NucleoSpin® RNA II Kit isoliert (Kapitel 2.2.6.2).

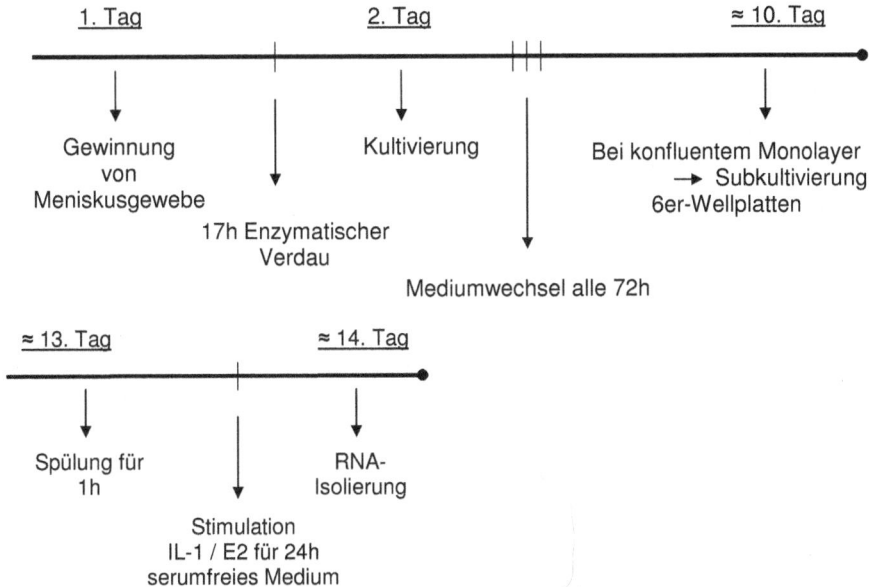

Abb. 6: Schematische Darstellung des Versuchsablaufs für Meniskuszellen

2.2.3 Estradiol

2.2.3.1 Estradiol-Verdünnung

Das Estradiol lag in Pulverform mit einem Reinheitsgrad >98% vor, das Molekulargewicht
von Estradiol betrug 272,39 g/Mol. Um die für die Experimente benötigten Konzentrationen
zu erlangen, wurde Estradiol in reinem Ethanol schrittweise verdünnt. Zu Beginn wurde
eine 0,1 M Stammlösung hergestellt, indem 27,24 mg Estradiol in 1 ml Ethanol gelöst
wurden. Diese diente als Ausgangskonzentration für die Verdünnungsreihen. Die
anschließenden Versuchsreihen wurden mit einer Estradiolkonzentration von 10^{-11} M
durchgeführt.

2.2.3.2 Positivkontrolle Estradiolwirkung

Zum Nachweis des Grades der biologischen Wirksamkeit des verwendeten Estradiol wurden MCF-7-Zellen inkubiert und anschließend die Proliferation unter verschiedenen Estradiolkonzentrationen gemessen. Die MCF-7-Zellen sind eine seit 1973 bestehende Zellkulturlinie des humanen Mammakarzinoms und stammen von einem rezeptor-positiven Adenokarzinom, so dass ihre Proliferation durch Estradiol stimuliert wird (Soule et al., 1973). Die MCF-7 Zellen wurden von der Deutschen Sammlung von Mikroorganismen und Zellkulturen GmbH bezogen (DSMZ Nr. ACC115). Zur Inkubation wurden 50.000 Zellen in 2 ml Medium in einem 6er Well ausgesät. Die ersten 24 h erfolgte eine Inkubation mit einem Seeding Medium, anschließend eine sechstägige Inkubation mit dem hormonfreien Kulturmedium unter Zugabe des Estradiol in den Konzentrationen 10^{-13} M, 10^{-11} M und 10^{-9} M. Ein Mediumwechsel erfolgte nach 3 Tagen. Die Inkubation wurde nach 6 Tagen beendet. Anschließend erfolgte das Einfrieren der Zellkulturen bei -20 °C und eine Proliferationsmessung anhand der DNA-Bestimmung nach der CyQuant-Methode.

2.2.3.3 Messung der Zellproliferation

Die Messung der Zellproliferation der MCF-7-Zellen beruht auf der Bestimmung des DNA-Gehalts mit der CyQuant-Methode, verwendet wird das CyQuant-Kit. Der Farbstoff CyQuant GR sendet fluoreszierendes Licht aus, wenn sich der Farbstoff mit Nukleinsäuren verbindet. Die Stärke des Fluoreszenzsignals korreliert linear mit der Menge der Nukleinsäuren und somit auch mit der Zellanzahl. Die Messung erfolgte nach Herstellerangaben:
Es wurden die eingefrorenen Zellkulturen aufgetaut und unter Zugabe von 250 µl Lysis-Puffer lysiert. Um Verunreinigungen durch RNA auszuschließen, erfolgte die Zugabe von 5 µl RNase. Nach 5 Min. Inkubation des CyQuant GR-Farbstoffs unter Lichtabschluss konnte der DNA-Gehalt bei einer Extinktion von 480 nm und einer Emission von 520 nm fluorimetrisch ermittelt werden. Um die absoluten DNA-Werte (µg DNA / ml Medium) berechnen zu können, wurde mit Hilfe von Bakteriophagen-DNA zuvor eine Standardkurve erstellt um vom DANN-Wert auf die Zellzahl schließen zu können. Da alle Versuchsgruppen mit identischer Zellanzahl begonnen wurden, lässt sich aus der späteren Zellanzahl die Proliferation ableiten.

2.2.4 Messung der GAG-Konzentration in den Kulturüberständen

DMMB (Dimethylmethylenblau):
Aqua dest.

0,04 M	DMMB
0,2 M	Ethanol
0,04 M	NaCl
0,04 M	Glycin
0,1 M	HCl

Der Glykosaminoglykan-Verlust aus dem Meniskus in den Kulturüberstand wurde mit Hilfe des Dimethylmethylenblau-Tests (DMMB) bestimmt. Die Messung der GAG-Konzentration erfolgte nach Beendigung der Gewebeinkubation. Dafür wurden in eine Küvette 80 µl Kulturüberstand und 800 µl DMMB-Lösung gegeben. Die Glykosaminoglykane im Medium und das DMMB bildeten einen Farbkomplex, dessen Extinktion mit Hilfe eines Photometers (Ultrospec LKB, Biochrom) bei einer Wellenlänge von 525 nm gemessen werden konnte. Durch eine zuvor mit Chondroitin-6-Sulfat erstellte Standardreihe konnte aus der Extinktion die GAG-Konzentration (µg/ml) berechnet werden. Die Ergebnisse der GAG-Konzentration in den Kulturüberständen wurden anschließend auf das Feuchtgewicht der Explantate bezogen dargestellt.

2.2.5 Messung der NO-Konzentration in den Kulturüberständen

Mit Hilfe des Griess-Reagenz wurde in den Kulturüberständen die NO-Produktion des Meniskusgewebes nach 72 h Inkubation gemessen. Bei dieser Methode wird Nitrit (NO_2), ein stabiles Endprodukt von NO, mit der Griess-Reaktion in einen Farbstoff umgesetzt, welcher photometrisch bestimmt werden kann. In eine 96er Wellplatte wurden pro Well 100 µl Kulturüberstand und 100 µl Griess Reagenz pipettiert und für 15 Min. bei Raumtemperatur unter Lichtabschluss inkubiert. Die Konzentration von NO_2 in den Kulturüberständen wurde durch Bestimmung der optischen Dichte bei einer Wellenlänge von 550 nm in einem ELISA-Lesegerät (Spektralphotometer EAR 340 ATTC, SLT) ermittelt. Die Messwerte wurden anhand einer mit Natriumnitrit ($NaNO_2$) ermittelten Standardkurve in die absoluten NO-Werte in µmol umgerechnet und bei der Darstellung der Ergebnisse auf das Feuchtgewicht der Explantate bezogen.

2.2.6 Untersuchungen zur Genexpression von Matrixmolekülen und Matrix abbauenden Proteasen auf mRNA-Ebene

2.2.6.1 RNA-Isolierung aus Meniskusgewebe

Für die Isolierung der RNA wurden 12 Meniskusexplantate pro Gruppe nach Beendigung der Stimulationsversuche mit Hilfe eines Skalpells grob geviertelt und in einem verschließbaren Eppendorf-Reaktionsgefäß in flüssigen Stickstoff überführt und bis zur Gewinnung der RNA-Menge bei -70°C eingefroren. Die Proben wurden in flüssigem Stickstoff mit einem Mörser und Pistill zermörsert. Das pulverisierte Meniskusgewebe wurde in ein Röhrchen überführt und anschließend mit 1 ml Trizol versetzt. Mit einem Dispergiergerät wurden die Proben anschließend homogenisiert, bis keine Gewebestückchen mehr zu erkennen waren. Die Lösung wurde in ein Eppendorf-Reaktionsgefäß überführt und 10 min bei 12.000 x g und 4°C zentrifugiert, um die restlichen Zelltrümmer zu entfernen. Nach der Zentrifugation wurde der Überstand, der Proteine, DNA und RNA enthielt, vorsichtig abgezogen und in ein Eppendorf-Reaktionsgefäß überführt. Für die Isolierung der RNA wurden 200 µl Chloroform zugefügt. Die Lösung wurde 15 sec geschüttelt und nach einer Inkubationszeit von 2-3 min bei Raumtemperatur erneut für 15 min mit 12.000 x g und 4°C zentrifugiert. Innerhalb der Lösung konnten zwei Phasen beobachtet werden. Die obere Phase, die die RNA enthielt, war farblos und wässrig, während die untere rötliche Phenol-Chloroformphase Proteine und DNA beinhaltete. Die farblose wässrige Phase wurde vorsichtig abgezogen, ohne dass die Interphase berührt wurde, um eine Verunreinigung der RNA auszuschließen. Die RNA wurde mit 500 µl Isopropylalkohol gefällt und 10 min bei Raumtemperatur inkubiert. Nach einer weiteren 10-minütigen Zentrifugation bei 12.000 x g bei 4°C war die RNA als ein kleines gelartiges Pellet am Boden des Reaktionsgefäßes sichtbar. Der Überstand wurde verworfen und das Pellet mit der darin enthaltenen RNA in 1 ml 75%igem Ethanol gelöst und 5 min bei 7.500 x g bei 4°C zentrifugiert. Dieser Vorgang wurde 2-3-mal wiederholt, um mögliche Phenolrückstände zu eliminieren. Im Anschluss daran wurde das Ethanol verworfen und das Pellet 10 min luftgetrocknet. Das Pellet wurde in 50 µl RNAse freiem Wasser resuspendiert und für 10 min bei 55-60°C inkubiert. Nach der photometrischen Bestimmung der RNA-Mengen wurden die Proben bis zur weiteren Verwendung bei -70°C gelagert.

2.2.6.2 RNA-Isolierung aus Meniskuszellen

Nach Beendigung der Stimulationsversuche wurde das verbrauchte Kulturmedium entfernt und die RNA nach entsprechenden Herstellerempfehlungen mit den NucleoSpin® RNA II Kit isoliert. Alle hierbei verwendeten Reagenzien waren im Kit enthalten.

Die Zugabe von 3,5 µl beta-Mercaptoethanol mit 350 µl RA1 Puffer in Wells diente dazu, die angewachsenen Zellen vom Boden der Kulturflasche zu lösen. Um die Ausbeute an Zellen zu erhöhen, wurden unter Zuhilfenahme eines Zellschabers die Meniskuszellen vom Wellboden zusätzlich abgeschabt. Die entstandene Zellsuspension wurde auf einen NucleoSpin® Filter übertragen und 1 min bei 11.000 x g zentrifugiert. Der Filter wurde verworfen, dem Filtrat 350 µl 70%iges Ethanol zugesetzt und auf eine NucleoSpin® RNA II Säule aufgetragen. Die RNA wurde durch die in der Säule befindliche Nitrocellulosemenbran gebunden und anschließend 30 sec bei 11.000 x g zentrifugiert. Die Säule wurde nun auf ein neues Auffanggefäß aufgesetzt, mit 350 µl MDB versetzt und 1 min bei 11.000 x g zentrifugiert. Durch Zugabe von 100 µl DNase Reaction Mixture (10 µl DNase I + 90 µl DNase Reaction Buffer) auf die Membran und Inkubation von 15 min bei RT wurde die DNase verdaut. Im Anschluss folgten drei Waschvorgänge zum Aufreinigen der RNA. Im ersten Waschvorgang wurde die DNase durch die Zugabe von 200 µl RA2 Puffer inaktiviert. Der Ansatz wurde 30 sec. bei 11.000 x g zentrifugiert und die NucleoSpin® RNA II Säule anschließend auf ein neues Auffanggefäß gesetzt. Im zweiten Waschvorgang wurde nach Zugabe von 600 µl RA3 Puffer 30 sec bei 11.000 x g zentrifugiert. Das Filtrat wurde verworfen. Im letzten Wasch- und Trocknungsschritt wurde die NucleoSpin® RNA II Säule nach Zugabe von 250 µl RA3 Puffer erneut zentrifugiert (2 min bei 11.000 x g). Nun wurde die NucleoSpin® RNA II Säule auf ein nukleasefreies Eppendorf-Reaktionsgefäß (1,5ml) überführt, mit 60 µl RNase-freiem Wasser versetzt und 1 min bei 11.000 x g zentrifugiert. Nun konnte die RNA-Menge im Eluat mit einem Spectrophotometer bestimmt werden. Bis zur weiteren Verwendung wurden die Proben bei -70 °C gelagert.

2.2.6.3 Bestimmung der isolierten RNA-Konzentration und Reinheit

Zur Überprüfung der Qualität und Quantifizierung der RNA-Konzentration wurde eine spektrophotometrische Messung durchgeführt.

Zur quantitativen Bestimmung der isolierten RNA-Menge wurde das Photometer zunächst mit Aqua bidest auf den Wert 0,000 geeicht. Danach wurde eine Quarzküvette mit 495 µl Auqa bidest und 5 µl der zu bestimmenden Probe bestückt. Anschließend erfolgte die Messung der Absorption bei der Wellenlänge von 260 nm (A_{260}) und 280 nm (A_{280}). Die Absorption der Nukleinsäurelösung bei einer Wellenlänge von 260 nm (Absorptionsmaximum von RNA) ist direkt proportional zur RNA-Konzentration. Die zusätzliche zweite Messung bei 280 nm (Absorptionsmaximum von Proteinen) gibt Aufschluss über Verunreinigungen der Probe, die z.B. durch Proteine verursacht sein könnten.

Die Qualität bzw. Reinheit der Probe ergibt sich aus dem Quotient A_{260}/A_{280}. Dieser Faktor sollte dabei einen errechneten Wert von $\geq$ 1,8 ergeben. Eine Unterschreitung dieses Grenzwertes sollte vermieden werden, da ansonsten keine lineare Abhängigkeit zwischen Absorption bei 260 nm und der Nukleinsäurekonzentration gegeben ist.

2.2.6.4 Durchführung der real-time RT-PCR

Als Nachweis für die durch die unterschiedlichen Stimuli induzierte mRNA-Transkriptionsänderung in den verschiedenen Kultursystemen wurde in dieser Arbeit die Methode der quantitativen real-time RT-PCR (RT-PCR) verwendet.

Die RT-PCR Versuche wurden mit Hilfe eines Thermocyclers durchgeführt. Die RT-PCR (RT = Reverse Transkriptase) ist eine Technik zur Amplifizierung von Nukleinsäuren, welche auf dem herkömmlichen Prinzip der PCR (polymerase chain reaction = Polymerasekettenreaktion) beruht. Jedoch ist es zusätzlich möglich, das gewonnene DNA-Produkt in Echtzeit (real-time) zu quantifizieren. Um dies zu ermöglichen, werden entweder Nukleinsäure bindende Fluoreszenzfarbstoffe oder sequenzspezifische fluoreszenzmarkierte Sonden verwendet. Das Prinzip der Quantifizierung beruht auf dem Interkalieren des Cyaninfluoreszenzfarbstoffs SYBR® Green I. Dieser Farbstoff hat eine hohe Spezifität für jede Art von dsDNA (Doppelstrang-DNA) und wird durch eine Wellenlänge von 494 nm angeregt. Er bindet sich ähnlich wie Ethidiumbromid an die neu gebildete dsDNA und interkaliert in die kleine Furche. Ist der Farbstoff an der dsDNA gebunden, fluoresziert er 50 - 100-mal stärker, als wenn er nicht gebunden wäre. Die kontinuierliche Messung der Floureszenzsignale nimmt proportional mit der Menge der Amplifikationsprodukte von Zyklus zu Zyklus zu. Die Messung erfolgt immer am Ende einer Elongation in jedem Zyklus.

Wie bei der PCR handelt es sich bei der RT-PCR um ein In vitro-Verfahren zur gezielten Amplifikation bestimmter Nukleinsäureabschnitte. Die DNA dient dabei als Matrize, wobei die DNA-Sequenzen der beiden Enden der gewünschten Zielbereiche bekannt sein müssen, damit man zwei komplementär dazu synthetisierte Oligonukleotide (Primer) zum Eingrenzen des zu amplifizierenden DNA-Abschnitts benutzen kann. Man verwendet eine spezielle thermostabile RNA-abhängige DNA-Polymerase (Taq-Polymerase), die mit Hilfe eines Primers eine ssDNA (Einzelstrang-DNA) zu einer dsDNA zu synthetisieren vermag. Ein PCR-Zyklus besteht aus folgenden 3 Abschnitten:

Denaturierung (94 °C): dsDNA → ssDNA

Annealing (60 °C): Primerbindung an die ssDNA

Extension (72 °C): ssDNA → dsDNA

Durch mehrfache Wiederholung dieses Zyklus erfolgt pro Zyklus eine zumindest theoretisch exponentielle Vermehrung der zwischen den Primern liegenden Sequenzen.

Der Fluoreszensfarbstoff SYBR® Green I bindet an jeder Art von dsDNA. Durch die geringe Spezifität bindet es allerdings auch an Primerdimeren und nichtspezifischen Nebenprodukten, die sich während der Reaktion bilden und somit einen Fluoreszenzanstieg verursachen und Werte verfälschen können. Mittels der Schmelzkurvenanalyse kann nach Abschluss der PCR-Reaktion eine Differenzierung zwischen spezifischen Produkten und Primerdimeren oder Nebenprodukten unterschieden werden. Dazu werden die PCR-Produkte kontinuierlich aufgeheizt (65 °C → 95 °C), bis sie ihrem Schmelzpunkt entsprechend nur noch als Einzelstrang vorliegen. Mit zunehmender Temperatur nimmt die Fluoreszenz ab. Dies spiegelt die Qualität der PCR-Reaktion wieder. Die Schmelztemperatur kann durch verschiedene Faktoren, wie die Länge der PCR-Produkte oder den GC-Gehalt der Primer beeinflusst werden. Primerdimere haben keinen Einfluss auf die Quantifizierung der Proben, solange sie vom PCR-Produkt eindeutig zu differenzieren sind.

2.2.6.5 Durchführung der SYBR® Green real-time RT-PCR

In der vorliegenden Arbeit wurde nach entsprechenden Herstellerempfehlungen mit dem Qiagen QuantiTect® SYBR® Green RT-PCR System gearbeitet. Es handelt sich hierbei um ein Kit für eine One-Step RT-PCR. Bei dieser modifizierten Methode werden genspezifische Primer verwendet und beide Reaktionen werden hintereinander im selben Reaktionsgefäß durchgeführt.

Zur Bestimmung jedes einzelnen Zielgens wurden pro Reaktionsansatz 50 ng verdaute RNA eingesetzt.

Übersicht über den Reaktionsansatz der RT-PCR

Menge:	Inhalt:
12,5 µl	2 x QuantiTect SYBR Green RT-PCR Master Mix
0,5 µl (100 pmol)	Primer (Sense, S)
0,5 µl (100 pmol)	Primer (Antisense, A)
0,25 µl	QuantiTect RT Mix
x µl	Template RNA (x µl = 50 ng verdaute RNA)
x µl	RNase-freies H2O
25 µl	**Gesamtvolumen**

Der verwendete QuantiTect® SYBR® Green RT-PCR Master Mix enthält neben dem SYBR® Green I den Fluoreszenzfarbstoff ROX (Referencedye 6-carboxy-x-rhodamine), der nicht an dsDNA binden kann. Somit dient er als interne Referenz. Er kann Pipettierungenauigkeiten und Fluktuationen in der Fluoreszenz des Master Mixes korrigieren. Der Master Mix enthält außerdem einen speziellen QuantiTect® SYBR® Green PCR Puffer, 5 mM MgCl$_2$, dNTP Mix (Desoxynucleotidtriphosphat Mix) und eine HotStart Taq-DNA-Polymerase. Die HotStart Taq-DNA-Polymerase weist eine hohe Spezifität und Sensitivität für PCR-Anwendungen auf. Auf diese Weise werden unspezifische PCR-Produkte minimiert. Sie ist während der Reversen Transkription inaktiv und wird erst während der Denaturierung bei 94 °C aktiviert.

Tabelle 1: **Übersicht über die verwendeten Primer für die real-time RT-PCR**

mRNA-Target	Primer-Sequenz (5' → 3')	A (bp)	Tm (°C)
GAPDH S	ATC AAG AAG GTG GTG AAG CAG G	101	78
GAPDH AS	TGA GTG TCG CTG TTG AAG TCG		
MMP-3 S	CAC TCA ACC GAA CGT GAA GCT	109	77
MMP-3 AS	CGT ACA GGA ACT GAA TGC CGT		
MMP-13 S	TCT TGT TGC TGC CCA TGA GT	101	70
MMP-13 AS	GGC TTT TGC CAG TGT AGG TGT A		

Aggrekan S	CCT GAA CGA CAA GAC CAT GCA	101	78
Aggrekan AS	TGG CAA AGA AGT TGT CAG GCT		
ADAMTS-4 S	GCG CCC GCT TCA TCA CTG	101	-*
ADAMTS-4 AS	TTG CCG GGG AAG GTC ACG		

A: Amplifikatlänge in Basenpaaren
Tm = Schmelztemperatur zwischen Primerdimeren und spezifischem Produkt in °C
-* eine optionale Schmelztemperatur war nicht notwendig

Die Expression der verschiedenen Zielgene wurde auf das sog. „Housekeeping" Gen GAPDH (Glycerinaldehyd-3Phosphat-Dehydrogenase) bezogen. Des Weiteren wurde für jeden Primer zusätzlich eine „non-template-control" (NTC) angesetzt. Dieser Reaktionsansatz diente der Kontrolle und enthielt im Vergleich zu den übrigen Proben keine Template-RNA. Folglich konnte dieser Reaktionsansatz keine Amplifikate bilden und daher auch kein PCR-Produkt detektiert werden.

Tabelle 2: Übersicht über den Ablauf der RT-PCR

Schritt	Zeit	Temperatur	Zyklenzahl
Reverse Transkription	30 min	50 °C	1
Initiale Aktivierung	15 min	95 °C	1
Denaturierung	15 sec	94 °C	40
Annealing	30 sec	60 °C	40
Elongation	30 sec	72 °C	40
Datenerhebung	30 sec	x °C	40

Die Durchführung der RT-PCR umfasst mehrere Schritte, die nun im Folgenden beschrieben werden. Insgesamt wurden 40 Zyklen durchgeführt, um die DNA um ein Vielfaches zu amplifizieren. Für jeweils jede Probe wurde der Reaktionsansatz mit dem Gesamtvolumen von 25 µl für die Durchführung der RT-PCR hergestellt. Zu Beginn wurden die Proben zunächst für 30 min auf 50 °C erhitzt, um die Reverse Transkription einzuleiten. Hierbei wird die in der Probe enthaltene mRNA in komplementäre DNA (cDNA) umgeschrieben. Im Anschluss folgte in der 15 sec andauernden Denaturierungsphase bei 95 °C die Trennung der DNA-Doppelstränge und in der sich anschließenden Annealingphase bei 60 °C die Anlagerung der spezifischen Primer, als Starter für die Polymerisation, an die Einzelstränge. Danach wurde die Temperatur erneut erhöht (72 °C) und die zu den Einzelsträngen komplementären Sequenzen wurden von den Primern ausgehend mit Hilfe der Taq-Polymerase verlängert (Extension). Nach Abschluss der Elongation konnte am Ende eines jeden Amplifikationszyklus die Fluoreszenz bei einer für das PCR-Produkt geeigneten Temperatur gemessen werden. Zur Kontrolle der Amplifikation eines DNA-Fragments erfolgte einmalig die Bestimmung der spezifischen Schmelztemperatur mittels Schmelzkurvenanalyse. Dabei wurde die Temperatur kontinuierlich von 60 °C auf 95 °C erhöht und die Fluoreszenzintensität gemessen. Beim Erreichen der spezifischen Schmelztemperatur des PCR-Produkts zerfiel der DNA-Doppelstrang, SYBR® Green I wurde freigesetzt und die Fluoreszenzintensität verringerte sich. Die Amplifikation eines DNA-Fragments wird durch einen charakteristischen Peak der Schmelzkurve verdeutlicht.

2.2.6.6 Auswertung und Darstellung der Daten der real-time RT-PCR

Für die relative Quantifizierung wurde die Genexpression des Zielgens auf das „Housekeeping" Gen GAPDH bezogen. Nach einer PCR-Reaktion wurde ein Schwellenwert („threshold") für die Fluoreszenz festgelegt. Die Anzahl der PCR-Zyklen, bei der dieser Schwellenwert in den einzelnen Reaktionsansätzen erreicht wurde, wird als CT-Wert („threshold cycle") bezeichnet. Eine Probe mit einem höheren CT-Wert besaß eine niedrigere Konzentration der gesuchten Gene als eine Probe mit einem niedrigeren CT-Wert, da mehr Zyklen benötigt wurden, um den Schwellenwert zu erreichen. Das bedeutet, dass ein um eine Einheit geringerer CT-Wert der doppelten Menge an eingesetzter cDNA entspricht. Die Expressionsunterschiede wurden nach der $\Delta\Delta$CT-Methode berechnet. In einem ersten Schritt wurde für jede Probe und Kontrolle die Differenz zwischen den gemessenen CTWerten des Zielgens und des Referenzgens gebildet (1 + 2). Von diesem ΔCT-Wert der IL-1- stimulierten Proben wurde der ΔCT-Wert der unbehandelten Kontrolle abgezogen.

(1) ΔCT (Probe) = CT (Probe; Zielgen) - CT (Probe; Referenzgen)
(2) ΔCT (Kontrolle) = CT (Kontrolle; Zielgen) - CT (Kontrolle; Referenzgen)
(3) $\Delta\Delta$CT = ΔCT (Probe) - ΔCT (Kontrolle)
CT: „threshold cycle"; Anzahl der PCR-Zyklen
Probe: IL-1-stimulierte Proben
Kontrolle: Kontrollgruppe
Zielgen: MMP -3, -13, ADAMTS-4
Referenzgen: GAPDH

Mit jedem Zyklus verdoppelt sich die DNA. Daher wurde bei der Berechnung der Expressionsunterschiede zwischen einer mit IL-1 stimulierten Probe und der unbehandelten Kontrolle relativ zum Referenzgen folgende Formel verwendet:

relative Zielgenmenge = 2 (-$\Delta\Delta$CT)

2.2.7 Charakterisierung der isolierten Zellen aus bovinem Meniskusgewebe

Nach der Isolation und Kultivierung der Zellen aus dem bovinem Meniskusgewebe (Kapitel 2.2.1) wurden die Zellen aus den Kulturflaschen abgelöst und auf Deckgläser in einer Dichte von 100.000 Zellen pro Well in einer 6er-Wellplatte in jeweils 2 ml serumhaltigem Medium ausgesät und 24 h bei 37°C, 5% CO_2 und Raumluftsauerstoff inkubiert. Im Anschluss wurden die Zellen mit eiskaltem Aceton fixiert. Für diesen Arbeitsschritt wurden die Deckglaser aus der 6-Well-Platte in Glasschälchen überführt, dreimal mit PBS gespült und für 10 min in jeweils 1 ml -20°C kaltem Aceton im Kühlschrank inkubiert. Nach der Entfernung des Fixiermittels wurden die Zellen weitere dreimal mit PBS gespült bevor sie für die Blockierung der unspezifischen Bindungen mit jeweils 100 µl 0,75 % BSA in PBS auf jedem Deckglas behandelt wurden. Die Flüssigkeit wurde anschließend vorsichtig abgesaugt.

Nach der Blockierung wurden die Zellen mit einem für Makrophagen spezifischen polyklonalen Primärantikörper anti Iba1 (50 µg / 100 µl, Wako Pure Chemistal Industries, Ltd.) für 1 h in einer Verdünnung von 1:200, bei Raumtemperatur inkubiert. Die Verdünnung erfolgte in 0,75 % Rinderserumalbumin (bovine serum albumine, BSA) in PBS.

Für die Entfernung der ungebundenen Antikörper erfolgte eine weitere dreifache Spülung mit PBS. Die Enzym-Substrat-spezifische Detektion der gebundenen Primärantikörper wurde nach Herstellerangaben mit Substanzen aus zwei gebrauchsfertigen Kits durchgeführt.

Der biotinylierte Sekundärantikörper (anti-rabbit IgG) wurde dem Vectastain Elite ABC-Standard Kit (Linaris GmbH, Wertheim-Bettingen) entnommen. Als Chromogen wurde DAB aus einem DAB-Substrat-Kit (Vector Peroxidase Substrate Kit DAB SK 4100, Linaris) eingesetzt. Zum Eindecken, wurden die Deckgläser mit den gefärbten Zellen mit der Zell-Oberseite auf mit Aquatex betropften Objektträger aufgelegt. Das Aquatex wurde zuvor mit Hilfe eine Pipette luftblasenfrei auf den Objektträger aufgebracht. Nach einer Trockenzeit von ca. 1 h konnten die gefärbten Zellen mikroskopiert werden.

Die abschließende Betrachtung der Zellen erfolgte mit dem Mikroskop (Axiovert, Zeiss). Die Zellen konnten mit einer angeschlossenen Digitalkamera (Axiocam, Zeiss) fotografiert werden. Die Fotos wurden anschließend mit dem Programm Axiovision (Zeiss) archiviert.

2.2.8 Statistische Auswertung

Die in der vorliegenden Arbeit dargestellten Ergebnisse wurden als Mittelwert und Standardfehler vom Mittelwert angegeben. Für die statistische Auswertung wurde der sog. Student´s t-Test verwendet. Der Test wurde 2-seitig bei ungleicher Varianz durchgeführt. Die Zuverlässigkeit einer Aussage wurde als signifikant angenommen, wenn die Irrtumswahrscheinlichkeit $p < 0{,}05$ war.

3. Ergebnisse

3.1 Nachweis des Grades der biologischen Wirksamkeit von Estradiol

Zum Nachweis der biologischen Wirksamkeit des verwendeten Estradiols wurden in einem Vorversuch MCF-7-Zellen, eine Zellkulturlinie des humanen Mammakarzinoms, mit verschiedenen Konzentrationen inkubiert und anschließend die Proliferation gemessen. Zur Inkubation wurden 50.000 Zellen ausgesät. Nach 24-stündiger Vorinkubation erfolgte eine sechstägige Inkubation mit dem hormonfreien Kulturmedium unter Zugabe des Estradiols in den Konzentrationen 10^{-13} M, 10^{-11} M und 10^{-9} M. Anschließend erfolgte die Proliferationsmessung anhand der DNA-Bestimmung nach der CyQuant-Methode.

Nach der Inkubation über 6 Tage zeigte sich bei allen drei Gruppen, die zusätzlich mit Estradiol stimuliert wurden, eine signifikant erhöhte DNA-Menge im CyQuant-Test. Die Gruppen untereinander unterschieden sich nicht signifikant, doch zeigte sich bei einer Estradiol-Konzentration von 10^{-11} M mit 0,93 ± 0,03 µg der höchste DNA-Anstieg (Abb. 7).

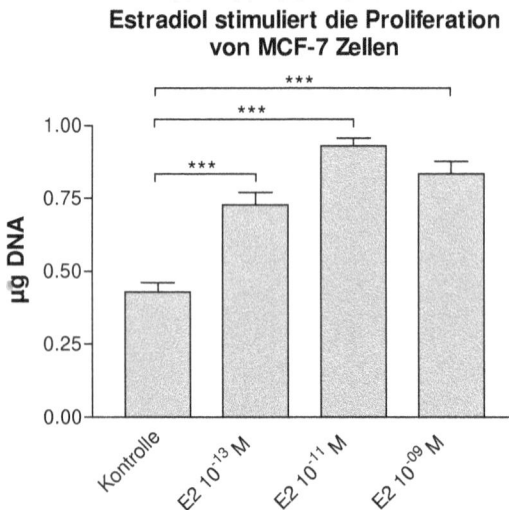

Abb. 7: Estradiol stimuliert die Proliferation von MCF-7 Zellen
MCF-7 Zellen wurden 6 Tage nach Stimulation mit unterschiedlichen E2-Konzentrationen mittels CyQuant-Test auf ihre Proliferationsrate untersucht.
DNA-Bestimmung nach der CyQuant-Methode: Mittelwerte ± Standardfehler Kontrolle: 0,43 ± 0,03; E2 10^{-13} M: 0,72 ± 0,04; E2 10^{-11} M: 0,93 ± 0,03; E2 10^{-09} M: 0,83 ± 0,04. Kontrolle vs. E2 $10^{-13/-11/-09}$ p < 0,001 *** hoch signifikant; n=6.

3.2 Meniskusexplantate

Nach der Herstellung der Explantate wurden diese einzeln gewogen und durch ein Zufallsprinzip in ihren verschiedenen Gruppen eingeteilt. Ein Well wurde dabei mit jeweils drei Explantaten bestückt. Dabei bestand jede Versuchsgruppe aus insgesamt vier Wells. Nach einer Vorinkubation der Explantate mit Estradiol für 24 h wurden die Gruppen jeweils mit IL-1α und / oder Estradiol stimuliert. Nach 72 h wurde der Versuch beendet und die Explantate für die mRNA-Isolierung in flüssigem Stickstoff tiefgefroren. Das Medium wurde für photometrische Messung eingefroren (bei -20 ℃) (Darstellung des Versuchsablaufs für Meniskusexplantaten Abb. 4, Kapitel 2.2.1).

3.2.1 Einfluss von Estradiol auf die von IL-1 induzierte Freisetzung von Glykosaminoglykanen

Für die Durchführung der Experimente wurde IL-1 in einer Konzentration von 10 ng/ml verwendet. Am Tag der Explantatgewinnung wurde zunächst das Feuchtgewicht der einzelnen Explantate ermittelt. Nach einer Kultivierungszeit von insgesamt 5 Tagen ohne/mit IL-1 wurde die Glykosaminoglykan (GAG)-Freisetzung aus den Explantaten in das umgebende Medium photometrisch gemessen. Für die Darstellung der Ergebnisse wurde die unstimulierte Kontrolle der Meniskusexplantate gleich 1 gesetzt und die Wirkung von IL-1 und Estradiol im Verhältnis zu dieser betrachtet. Im Vergleich der unstimulierten Kontrolle zu den mit IL-1 stimulierten Explantaten, verdoppelte sich die GAG-Freisetzung. Estradiol senkte mit einer Konzentration von 10^{-11} M diese GAG-Freisetzung signifikant um 20%. Estradiol zeigte in der Konzentration von 10^{-15} M keinen Einfluss. Bei einer Estradiol-Konzentration von 10^{-13} M erhöhte sich die GAG-Freisetzung tendenziell. Die höheren Konzentrationen konnten die GAG-Freisetzung ebenfalls senken (14% bzw. 13%), blieben aber unter der Signifikanzgrenze. Eine ausschließliche Stimulation mit den verschiedenen Konzentrationen von Estradiol ohne IL-1 zeigte keinerlei Einfluss auf die GAG-Freisetzung (Abb. 8).

Senkung der IL-1 induzierten GAG-Freisetzung durch Estradiol

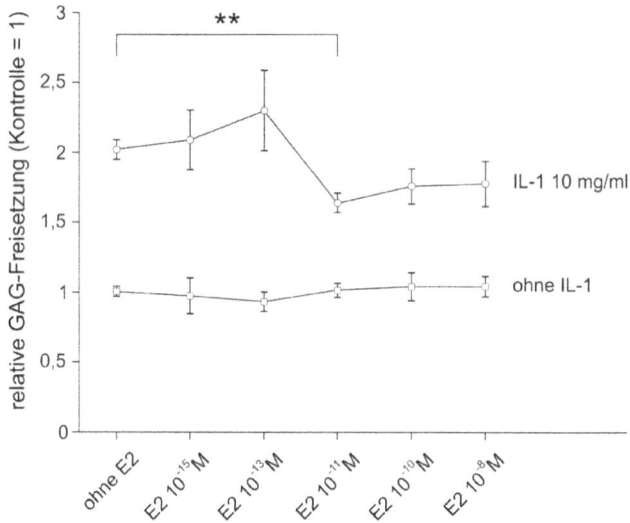

Abb. 8: Senkung der IL-1 induzierten GAG-Freisetzung durch Estradiol aus Meniskusexplantaten
Bovine Meniskusexplantate wurden 5 Tage ohne/mit IL-1 inkubiert und der Einfluss verschiedener E2-Konzentrationen auf die GAG-Freisetzung gemessen. Die GAG-Freisetzung wurde mit dem photometrischen DMMB-Test im Überstand bestimmt.
Kontrolle=1, Mittelwerte ± Standardfehler
IL-1 10ng/ml: ohne E2: 2,01 ± 0,06; E2 10^{-15} M: 2,08 ± 0,21; E2 10^{-13} M: 2,29 ± 0,28; E2 10^{-11} M: 1,63 ± 0,06; E2 10^{-10} M: 1,75 ± 0,12; E2 10^{-8} M: 1,76 ± 0,16.
ohne IL-1: ohne E2: 1 ± 0,03; E2 10^{-15} M: 0,96 ± 0,12; E2 10^{-13} M: 0,92 ± 0,05; E2 10^{-11} M: 1,00 ± 0,04; E2 10^{-10} M: 1,03 ± 0,08; E2 10^{-8} M: 1,03 ± 0,07.IL-1 ohne E2 vs IL-1 + E2 10^{-11} p < 0,01 * hoch signifikant. n ≥13 aus ≥3 unabhängigen Experimenten

Bei der Durchführung der weiteren Experimente wurde die Estradiol-Konzentration von 10^{-11} M verwendet, da sich diese aus der Dosis-Wirkungskurve (Abb. 8) als optimal erwiesen hat; sie zeigte dort den stärksten reduzierenden Effekt auf die IL-1 induzierte GAG-Freisetzung.

3.2.2 Einfluss des Inhibitors ICI 182, 78 auf die Wirkung von Estradiol auf die von IL-1 induzierte Freisetzung von Glykosaminoglykanen

Der Estradiol-Rezeptor-Antagonist ICI 182, 780 wurde in der Konzentration 10^{-09} M verwendet, was einem 100-fachen Überschuss zur E2-Konzentration 10^{-11} M gleichkommt. Nach 5 Tagen Kultur konnte, wie bereits in den Vorversuchen gezeigt, Estradiol die von IL-1 induzierte GAG-Freisetzung hoch signifikant reduzieren. ICI 182, 780 hob diesen Effekt auf und erhöhte die Freisetzung von GAGs signifikant auf 4,8 ± 0,39 µmol/mg FG im Gegensatz zur von Estradiol reduzierten GAG-Freisetzung von 3,86 ± 0,13 µmol/mg FG (Abb. 9).

ICI 182, 780 inhibiert Estradiolwirkung auf IL-1 induzierte GAG-Freisetzung

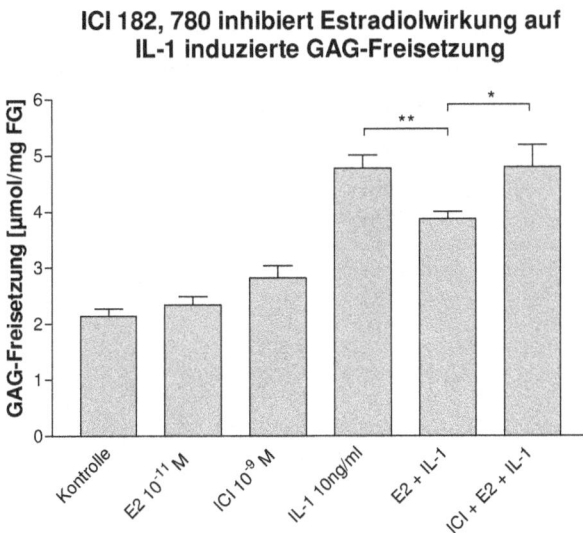

Abb. 9: ICI 182, 780 inhibiert Estradiolwirkung auf IL-1 induzierte GAG-Freisetzung aus Meniskusexplantaten
Bovine Meniskusexplantate wurden 5 Tage ohne/mit IL-1 inkubiert und der Einfluss von E2 und seinem Antagonisten ICI 182, 780 auf die GAG-Freisetzung gemessen. Die GAG-Freisetzung wurde mit dem photometrischem DMMB-Test im Überstand bestimmt.
Mittelwerte ± Standardfehler. Kontrolle: 2,14 ± 0,13; E2 10^{-11} M: 2,34 ± 0,14; ICI 10^{-9} M : 2,82 ± 0,21; IL-1 10ng/ml: 4,77 ± 0,23; E2 + IL-1: 3,86 ± 0,13; ICI + E2 + IL-1: 4,8 ± 0,39. E2 + IL-1 vs. ICI + E2 + IL-1 p < 0,05 * signifikant; E2 + IL-1 vs. IL-1 10ng/ml p < 0,01 ** hoch signifikant. n=11 bis 12 je Versuchsgruppe aus 3 unabhängigen Experimenten

3.2.3 Einfluss von Estradiol auf die von IL-1 induzierte Stickoxid (NO)-Produktion

Neben der unterschiedlichen Wirkung von Estradiol auf die Freisetzung von Glykosaminoglykanen aus den Explantaten sollte untersucht werden, ob sich Unterschiede in den Effekten von Estradiol im Hinblick auf die Produktion von Stickoxid (NO) finden lassen. Mit Hilfe des Griess-Reagenz wurde in den Kulturüberständen Nitrit, ein stabiles Endprodukt von NO, als ein Syntheseprodukt der Zellen des Meniskusgewebes nachgewiesen. Die Explantate wurden nach der Messung der Feuchtgewichte ebenfalls in 3er Gruppen pro Well eingeteilt. Nach der Kultivierungszeit von insgesamt 5 Tagen ohne/mit Estradiol wurde die NO Freisetzung aus den Explantaten in das umgebende Medium gemessen. In den Überständen der Kontrollexplantate konnte nach 5 Tagen Kultur eine NO Produktion von 0,24 ± 0,02 µmol/mg FG NO gemessen werden. Mit IL-1 konnte hier eine gesteigerte Produktion von NO induziert werden. In der Gruppe der mit Estradiol inkubierten Explantate konnte diese Freisetzung um 20% hoch signifikant gesenkt werden (Abb. 10).

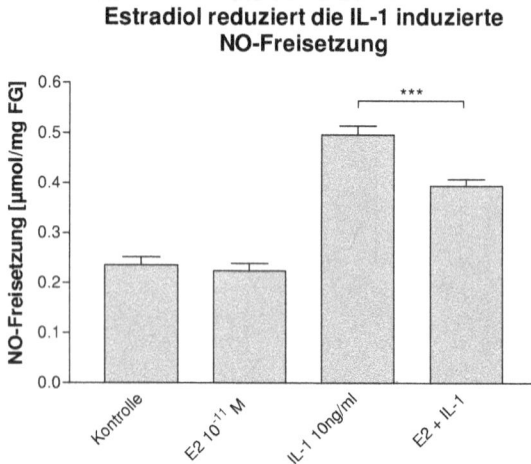

Estradiol reduziert die IL-1 induzierte NO-Freisetzung

Abb. 10: Estradiol reduziert die IL-1 induzierte NO-Freisetzung aus Meniskusexplantaten
Bovine Meniskusexplantate wurden 5 Tage ohne/mit IL-1 inkubiert und der Einfluss von E2 auf die NO-Freisetzung gemessen. Die Messwerte des Überstandes wurden anhand einer mit Natriumnitrit ($NaNO_2$) ermittelten Standardkurve in die absoluten NO-Werte in µmol umgerechnet und bei der Darstellung der Ergebnisse auf das Feuchtgewicht der Explantate bezogen. Mittelwerte ± Standardfehler. Kontrolle: 0,23 ± 0,01; E2 10^{-11} M: 0,22 ± 0,01; IL-1 10ng/ml: 0,49 ± 0,01; E2 + IL-1: 0,39 ± 0,01.
IL-1 10ng/ml vs. E2 + IL-1 p < 0,001 *** hoch signifikant. n=12 je Versuchsgruppe aus 3 unabhängigen Experimenten

3.2.4 Einfluss des Inhibitors ICI 182, 78 auf die Wirkung von Estradiol auf die von IL-1 induzierte Freisetzung von Stickoxid (NO)

Wie bereits bei der Messung der GAGs in den Kulturüberständen, wurde entsprechend der obigen Experimente versucht die Effekte des Estradiol mittels des Inhibitors ICI 182, 780 (Fulvestrant®) aufzuheben. Nach der Kultivierungszeit von insgesamt 5 Tagen ohne/mit Estradiol wurde die NO Freisetzung aus den Explantaten in das umgebende Medium gemessen.

In den Überständen der durch Estradiol geminderten NO Freisetzung konnte nach 5 Tagen Kultur eine NO Produktion von $0,39 \pm 0,01$ µmol/mg FG NO gemessen werden. Dieser reduzierende Effekt konnte in der Gruppe der zusätzlich mit ICI inkubierten Explantate hoch signifikant auf $0,48 \pm 0,01$ µmol/mg FG NO gesenkt werden (Abb. 11).

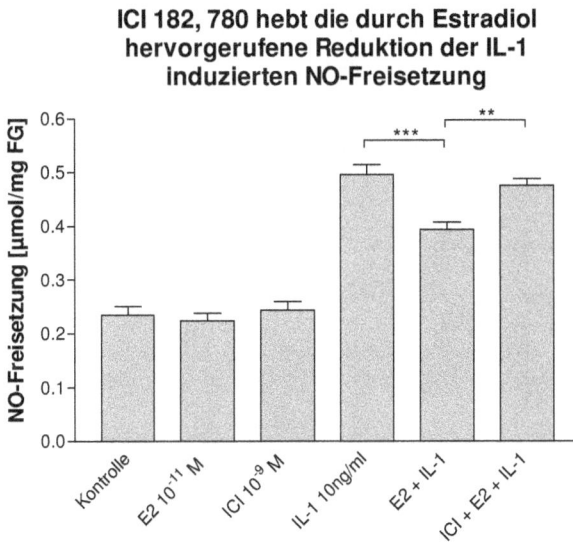

ICI 182, 780 hebt die durch Estradiol hervorgerufene Reduktion der IL-1 induzierten NO-Freisetzung

Abb. 11: ICI 182, 780 hebt die durch Estradiol hervorgerufene Reduktion der IL-1 induzierten NO-Freisetzung aus Meniskusexplantaten auf
Bovine Meniskusexplantate wurden 5 Tage ohne/mit IL-1 inkubiert und der Einfluss von E2 und seinem Antagonisten ICI 182, 780 auf die NO-Freisetzung gemessen. Die Messwerte des Überstandes wurden anhand einer mit Natriumnitrit (NaNO$_2$) ermittelten Standardkurve in die absoluten NO-Werte in µmol umgerechnet und bei der Darstellung der Ergebnisse auf das Feuchtgewicht der Explantate bezogen. Mittelwerte ± Standardfehler. Kontrolle: $0,23 \pm 0,01$; E2 10^{-11} M: $0,22 \pm 0,01$; ICI 10^{-09} M: $0,24 \pm 0,01$; IL-1 10ng/ml: $0,49 \pm 0,01$; E2 + IL-1: $0,39 \pm 0,01$; ICI + E2 + IL-1: $0,47 \pm 0,012$.
IL-1 10ng/ml vs. E2 + IL-1 $p < 0,001$ *** hoch signifikant. E2 + IL-1 vs. ICI + E2 + IL-1 $p < 0,01$ ** hoch signifikant. n=12 je Versuchsgruppe aus 3 unabhängigen Experimenten

3.2.5 Einfluss von Estradiol auf die von IL-1 induzierte Transkription von Matrix-abbauenden Proteasen in Meniskusexplantaten

Weiterhin wurde der Einfluss von Estradiol auf die von IL-1 induzierte Transkription von Matrix-abbauenden Proteasen mit Hilfe der quantitativen PCR im Meniskusgewebe untersucht. Ziel dabei war es, Unterschiede in der IL-1-induzierten Transkription der Matrix-abbauenden Enzyme darzustellen, die möglicherweise für die zuvor beschriebenen Unterschiede in der GAG-Freisetzung verantwortlich gemacht werden könnten.

Nach der Inkubationszeit von 5 Tagen wurden die kultivierten Meniskusexplantate mit Hilfe von flüssigem Stickstoff eingefroren und anschließend mit Hilfe der real-time RT-PCR die Transkription von MMP-3, -13, ADAMTS-4, Aggrekan und iNOS bestimmt.

Für die Aggrekanase ADAMTS-4 zeigte sich unter dem Einfluss von IL-1 10ng/ml eine deutliche Erhöhung der Transkription um den Faktor 20 zur Kontrolle (Abb. 12). Estradiol 10^{-11} M konnte diese im Durchschnitt um 35% reduzieren. Statistisch ergab sich kein signifikanter Unterschied. Unter dem alleinigen Einfluss von Estradiol 10^{-11} M ergab sich kein Unterschied zur Kontrolle.

ADAMTS-4

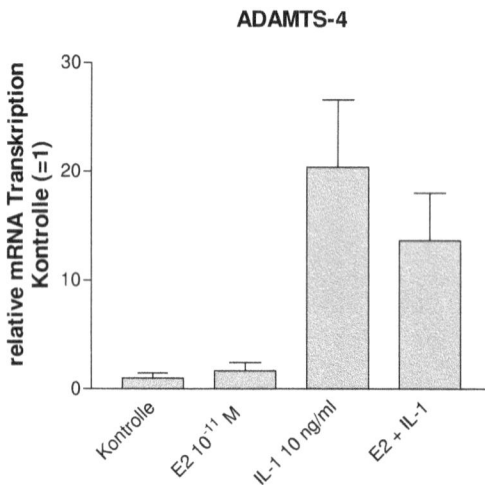

Abb. 12: Estradiol reduziert die IL-1 induzierte mRNA Transkription von ADAMTS-4 in Meniskusexplantaten
Bovine Meniskusexplantate wurden 5 Tage ohne/mit IL-1 inkubiert und der Einfluss von E2 auf die Transkription von ADAMTS-4 mit Hilfe der real-time RT-PCR gemessen.
Referenzgen GAPDH. Relative Quantifizierung mit der $\Delta\Delta C_T$-Methode, Kontrolle=1, Mittelwerte ± Standardfehler. Kontrolle: 1,0 ± 0,65; E2 10^{-11} M: 1,64 ± 0,79; IL-1 10ng/ml: 20,20 ± 6,24; E2 + IL-1: 13,21 ± 4,48. n=4 je Versuchsgruppe aus 4 unabhängigen Experimenten

Die Matrixmetalloproteinase MMP-3 wurde ebenfalls im Vergleich zur Kontrolle und der lediglich mit Estradiol stimulierten Gruppe von IL-1 10 ng/ml um das 20fache heraufreguliert (Abb. 13). Estradiol 10^{-11} M reduzierte diese Transkription signifikant um annähernd 40%. In der nur mit Estradiol stimulierten Gruppe zeigte sich kein Unterschied zur Kontrolle.

MMP-3

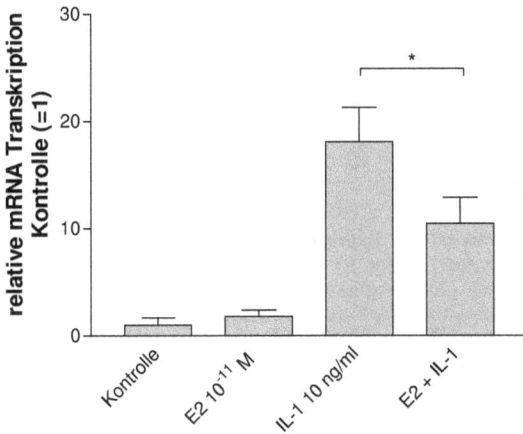

Abb. 13: Estradiol reduziert die IL-1 induzierte mRNA Transkription von MMP-3 in Meniskusexplantaten
Bovine Meniskusexplantate wurden 5 Tage ohne/mit IL-1 inkubiert und der Einfluss von E2 auf die Transkription von MMP-3 mit Hilfe der real-time RT-PCR gemessen. Referenzgen GAPDH. Relative Quantifizierung mit der $\Delta\Delta C_T$-Methode, Kontrolle=1, Mittelwerte ± Standardfehler. Kontrolle: 1,0 ± 0,21; E2 10^{-11} M: 1,82 ± 0,60; IL-1 10ng/ml: 18,09 ± 3,21; E2 + IL-1: 10,47 ± 2,39. IL-1 10ng/ml vs. E2 + IL-1 p < 0,05 * signifikant. n=4 je Versuchsgruppe aus 4 unabhängigen Experimenten.

Die Gentranskription des Kernproteins von Aggrekan wurde durch die Stimulation der Explantate mit IL-1 deutlich, aber nicht signifikant gesenkt (Abb. 14). Unter der Stimulation durch Estradiol konnte allerdings eine signifikante Verdopplung der mRNA detektiert werden. In der Versuchsgruppe, in der Estradiol und IL-1 kombiniert wurden, zeigte sich weder zur Kontrolle noch zur IL-1-Gruppe ein signifikanter Unterschied.

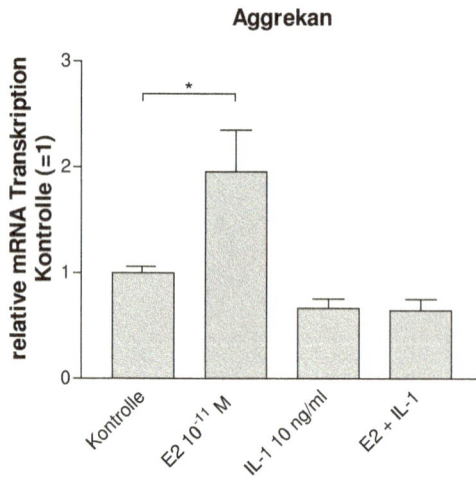

Aggrekan

Abb. 14: Estradiol erhöht die mRNA Transkription von Aggrekan in Meniskusexplantaten
Bovine Meniskusexplantate wurden 5 Tage ohne/mit IL-1 inkubiert und der Einfluss von E2 auf die Transkription des Kernprotein von Aggrekan mit Hilfe der real-time RT-PCR gemessen. Referenzgen GAPDH. Relative Quantifizierung mit der $\Delta\Delta C_T$-Methode, Kontrolle=1, Mittelwerte ± Standardfehler. Kontrolle: 1,0 ± 0,09; E2 10^{-11} M: 1,95 ± 0,39; IL-1 10ng/ml: 0,66 ± 0,08; E2 + IL-1: 0,64 ± 0,1090. Kontrolle vs. E2 10^{-11} M p < 0,05 * signifikant. n=4 je Versuchsgruppe aus 4 unabhängigen Experimenten

Bei der Untersuchung der Gentranskription der iNOS konnte keine Korrelation zu den verminderten NO-Freisetzungen in der Gruppe E2 + IL-1 der Kulturüberstände hergestellt werden (vergleiche Abb. 10). Estradiol hatte keinen Einfluss auf die von IL-1 um das im Mittel 15fach hochregulierte iNOS-Transkription (Abb. 15). In der Gruppe, die nur durch Estradiol stimuliert wurde, zeigte sich kein Unterschied zur unstimulierten Kontrolle.

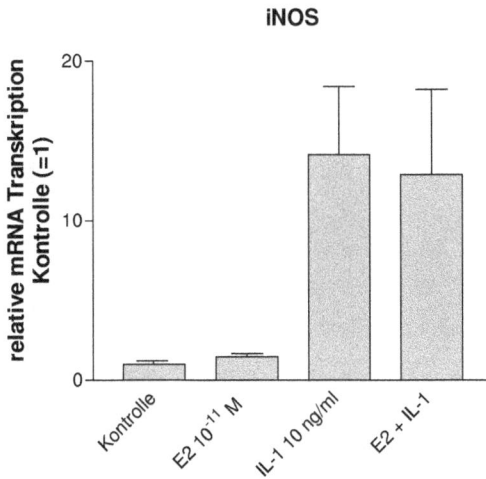

iNOS

Abb. 15: Estradiol hat keinen Einfluss auf die mRNA Transkription der iNOS in Meniskusexplantaten
Bovine Meniskusexplantate wurden 5 Tage ohne/mit IL-1 inkubiert und der Einfluss von E2 auf die Transkription der iNOS mit Hilfe der real-time RT-PCR gemessen. Referenzgen GAPDH. Relative Quantifizierung mit der $\Delta\Delta C_T$-Methode, Kontrolle=1, Mittelwerte ± Standardfehler. Kontrolle: 1,0 ± 0,06; E2 10^{-11} M: 1,49 ± 0,19; IL-1 10ng/ml: 14,15 ± 4,23; E2 + IL-1: 12,89 ± 5,3. n=4 je Versuchsgruppe aus 4 unabhängigen Experimenten

Für MMP-13 konnte in 4 Experimenten nur vereinzelt CT-Wert ermittelt werden. Daher war es nicht möglich, die Transkription von MMP-13 mit entsprechender n-Zahl relativ zur Kontrolle darzustellen.

3.3 Meniskuszellen

Nach der Isolation der Meniskuszellen wurden diese für 7-10 Tage kultiviert und sobald sie einen konfluenten Monolayerrasen gebildet hatten, vor Versuchsbeginn in 6er-Wellplatten subkultiviert. Am Tag der Versuchsdurchführung wurde das Medium abgezogen, und nach Spülung mit PBS durch serumfreies Stimulationsmedium ersetzt. Die Stimulation dauerte 24 h. Nach Beendigung des Stimulationsversuchs wurde das verbrauchte Kulturmedium abpipettiert und in Reagenzröhrchen bei -20 °C eingefroren und die RNA isoliert (Darstellung des Versuchsablaufs für Meniskuszellen Abb. 6, Kapitel 2.2.2).

3.3.1 Einfluss von Estradiol auf die von IL-1 induzierte Transkription von Matrix-abbauenden Proteasen an Meniskuszellen

Um den Einfluss von Estradiol auf die von IL-1 induzierte Transkription von Matrix-abbauenden Proteasen direkt an Meniskuszellen zu untersuchen, wurden diese isoliert und kultiviert (Kapitel 2.2.2). Anschließend wurde mit Hilfe der real-time RT-PCR die Transkription von MMP-13, ADAMTS-4 und Aggrekan bestimmt. Ziel dabei war es, die gezeigten Ergebnisse der Meniskusexplantate mit der leichter zu isolierenden mRNA der Meniskuszellen zu bestätigen.

Für die Aggrekanase ADAMTS-4 zeigte sich, ebenso wie bei den Versuchen mit den Meniskusexplantaten, eine deutliche Erhöhung der Transkription um das 20-fache zur Kontrolle unter dem Einfluss von IL-1 10ng/ml (Abb. 16). Estradiol 10^{-11} M konnte diese um 34% reduzieren. Statistisch ergab sich kein signifikanter Unterschied. Unter dem alleinigen Einfluss von Estradiol 10^{-11} M ergab sich kein Unterschied zur Kontrolle.

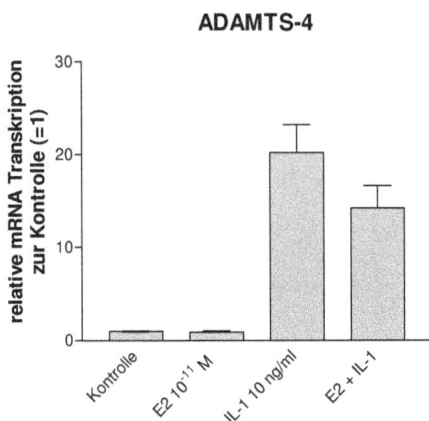

ADAMTS-4

Abb. 16: Estradiol reduziert die IL-1 induzierte mRNA Transkription ADAMTS-4 bei Meniskuszellen
Bovine Meniskuszellen wurden über 24 h mit IL-1 und Estradiol stimuliert und anschließend die Transkription von ADAMTS-4 mit Hilfe der real-time RT-PCR gemessen. Referenzgen GAPDH. Relative Quantifizierung mit der $\Delta\Delta C_T$-Methode, Kontrolle=1, Mittelwerte ± Standardfehler. Kontrolle: 1,0 ± 0,09; E2 10^{-11} M: 0,89 ± 0,14; IL-1 10ng/ml: 20,18 ± 2,98; E2 + IL-1: 14,21 ± 2,41. n=5 bis 6 je Versuchsgruppe aus 6 unabhängigen Experimenten

Das Kernprotein von Aggrekan wurde bei den Meniskuszellen durch die Stimulation mit IL-1 ebenfalls wie bei den Meniskusexplantaten gesenkt (Abb. 17). Nach der Stimulation durch Estradiol konnte eine Verdopplung der mRNA detektiert werden. In der Gruppe der Kombination von IL-1 und Estradiol zeigte sich keine Veränderung zur IL-1 Gruppe.

Im Gegensatz zu den Versuchen mit den Explantaten, konnte bei den Meniskuszellen die Transkription von MMP-13 regelmäßig in allen 6 Experimenten nachgewiesen werden. Hier zeigte sich in den IL-1 behandelten Zellen eine signifikante Erhöhung um das 55-fache zur Kontrolle. Estradiol verminderte diesen Effekt in der Gruppe der Kombination um etwa 40%. Eine Signifikanz ergab sich aufgrund des hohen Standardfehlers nicht. Die Inkubation mit Estradiol als alleinigem Stimulanz hatte keinen Einfluss auf die Meniskuszellen im Vergleich zur Kontrolle (Abb. 18).

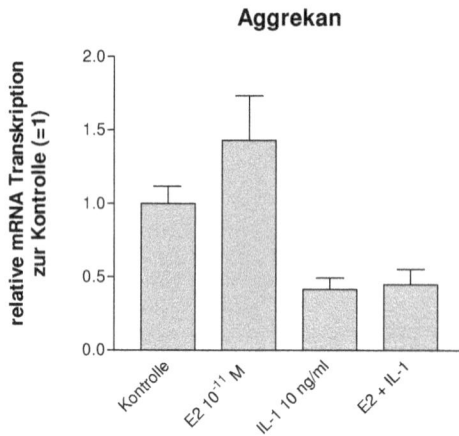

Aggrekan

Abb. 17: Estradiol erhöht die IL-1 induzierte mRNA Transkription von Aggrekan bei
Meniskuszellen
Bovine Meniskuszellen wurden über 24 h mit IL-1 und Estradiol stimuliert und anschließend die
Transkription des Kernprotein von Aggrekan mit Hilfe der real-time RT-PCR gemessen.
Referenzgen GAPDH. Relative Quantifizierung mit der $\Delta\Delta C_T$-Methode, Kontrolle=1, Mittelwerte ±
Standardfehler. Kontrolle: 1,0 ± 0,09; E2 10^{-11} M: 1,43 ± 0,31; IL-1 10ng/ml: 0,42 ± 0,08; E2 + IL-1:
0,45 ± 0,11. n=6 je Versuchsgruppe aus 6 unabhängigen Experimenten.

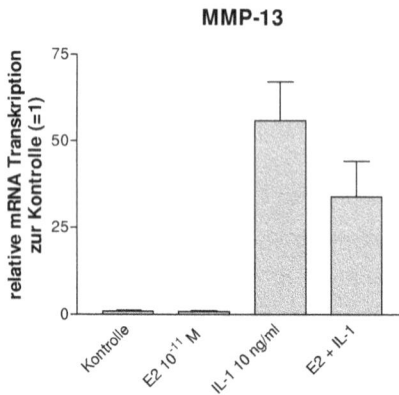

MMP-13

Abb. 18: Estradiol reduziert die IL-1 induzierte mRNA Transkription von MMP-13 bei
Meniskuszellen
Bovine Meniskuszellen wurden über 24 h mit IL-1 und Estradiol stimuliert und anschließend die
Transkription von MMP-13 mit Hilfe der real-time RT-PCR gemessen. Referenzgen GAPDH.
Relative Quantifizierung mit der $\Delta\Delta C_T$-Methode, Kontrolle=1, Mittelwerte ± Standardfehler.
Kontrolle: 1,0 ± 0,12; E2 10^{-11} M: 0,87 ± 0,27; IL-1 10ng/ml: 55,81 ± 11,21; E2 + IL-1: 34,06 ±
10,15. n=5 bis 6 je Versuchsgruppe aus 6 unabhängigen Experimenten.

3.4 Immunhistochemische IBA-1 Färbungen

Die Meniskuszellen wurden zur Charakterisierung bzw. zum Ausschluss einer Kultivierung von Zellen des MPS aus dem vaskularisierten Teil des Meniskusgewebes mit Hilfe eines Antikörpers für Makrophagen und Mikroglia (IBA-1) angefärbt und lichtmikroskopisch betrachtet. Im basisnahen Meniskusgewebe (Abb. 19 a) wiesen die Zellen unter der Oberfläche eine deutliche IBA-1 Expression auf. Im avaskulären, basisfernen Bereich (Abb. 19 b) zeigten keine Zellen eine IBA-1 Expression.

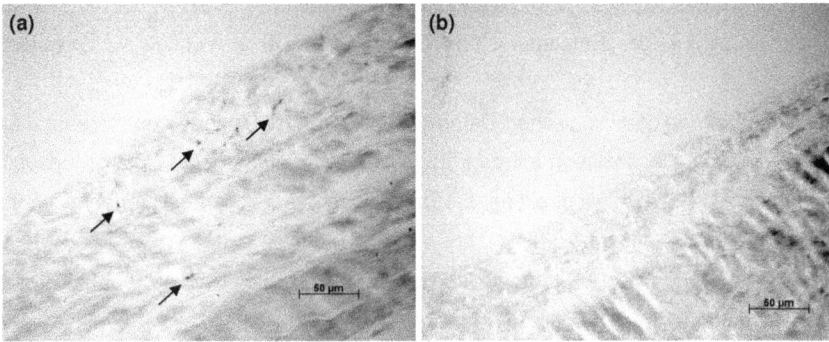

Abb. 19: IBA-1 Färbung des Meniskusgewebes (a) basisnah, (b) basisfern

Bei der Anfärbung der isolierten Meniskuszellen mit dem IBA-1 Antikörper wurde das Zytoplasma nicht angefärbt. Lediglich der Zellkern zeigte eine schwache unspezifische Färbung. In der Positivkontrolle, mit Mikrogliazellen der Ratte, zeigte sich dagegen ein stark gefärbtes Zytoplasma und ein dunkel gefärbter Zellkern.

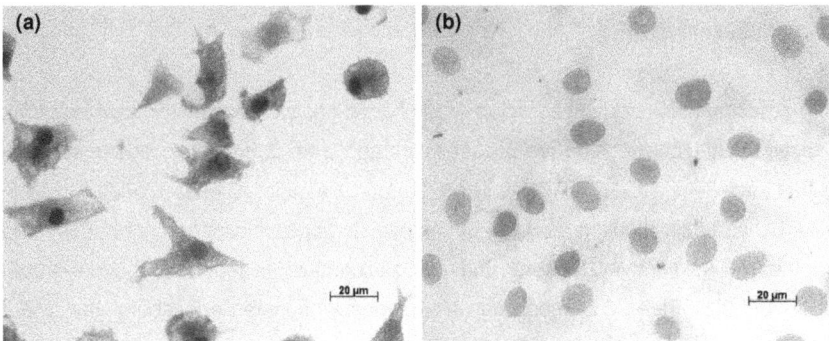

Abb. 20: IBA-1 Färbung (a) Mikroglia, Ratte (Positivkontrolle), (b) Meniskuszellen

4. Diskussion

Die Menisken spielen für die physiologische Funktion und die Biomechanik im Kniegelenk eine entscheidende Rolle. Die wichtigste Funktion der Menisken ist dabei der Ausgleich der Inkongruenz zwischen den Femurkondylen und dem Tibiaplateau zur besseren Kraftübertragung (Petersen et Tillmann, 1999).

Allgemein bekannt ist, dass eine Überbelastung des Meniskusgewebes und des Gelenkknorpels langfristig zu einer Schädigung und somit zu einer Degeneration führt. Wichtige Faktoren scheinen dabei Entzündungsmediatoren wie Zytokine, z.B. IL-1, sowie vermehrter oxidativer Stress zu sein, da diese einen destruktiven Effekt auf beide Gewebe haben und somit bei der Entstehung der Osteoarthrose eine wichtige Rolle spielen müssen.

Betrachtet man die epidemiologischen Daten der Inzidenz der Gonarthrose, erkennt man bei Frauen eine klare Assoziation mit dem Zeitpunkt des Eintritts in die Postmenopause. Der Zeitpunkt des Anstiegs fällt direkt mit der Umstellung des weiblichen Hormonhaushalts zusammen. Dieser Umstand lässt auf einen Zusammenhang zwischen dem Estradiolspiegel und der Gonarthrose schließen. Zahlreiche Studien konnten eine protektive Wirkung von Estradiol auf den Gelenkknorpel zeigen, wobei die direkten Auswirkungen von Estradiol auf Meniskusgewebe bisher noch unzureichend untersucht wurden. In dieser Arbeit wurden weibliche bovine Meniskusexplantate sowie isolierte Meniskuszellen auf den Einfluss von Estradiol auf entzündliche Prozesse im Meniskus hin untersucht.

4.1 Die Versuchsmodelle

4.1.1 Meniskusexplantate

Bei dem Versuchsmodell der vorliegenden Arbeit handelt es sich um ein In vitro-Modell mit 72-stündiger Inkubationszeit von Meniskusexplantaten zwei Jahre alter Rinder mit dem Zytokin IL-1 und dem weiblichen Geschlechtshormon Estradiol. Dieses Modell wurde in unserer Arbeitsgruppe etabliert und zeigte bereits in abgeschlossenen Versuchs- und Experimentenreihen nachvollziehbare und reproduzierbare Ergebnisse (Lemke 2006; Voigt et al., 2009). In den 72 Stunden der Inkubationszeit konnten erfassbare Effekte auf der Ebene der Transkription von Enzymen und der Strukturveränderung am

Meniskusgewebe durch IL-1 und Estradiol In vitro induziert werden. Damit erscheint die Inkubationszeit prinzipell geeignet, um Veränderungen der frühen Entzündungsphase am Meniskusgewebe zu simulieren und zu erfassen. Bei Betrachtung des Verlaufs von entzündlichen und degenerativen Erkrankungen an Gelenken ist allerdings die lange Laufzeit zu beachten, während der die proinflammatorischen Zytokine chronisch auf das Meniskusgewebe einwirken. Bei der zukünftigen Etablierung eines physiologischen Modells sollte eine längere Zeitspanne der Inkubation in Betracht gezogen werden.

Bei Betrachtung der Konzentrationen des verwendeten Zytokins IL-1, findet man In vivo deutlich geringere Konzentrationen (Schlaak et al., 1996) als die verwendeten 10 ng/ml in der vorliegenden Arbeit. In vivo können diese geringen Konzentrationen allerdings deutlich länger einwirken um Effekte am Gewebe zu produzieren. Die genutzte Dosis von 10 ng/ml IL-1 wurde in vorherigen Studien unserer Arbeitsgruppe (Lemke 2006; Voigt et al., 2009) bereits erfolgreich im vorliegenden Versuchsmodell genutzt und erwies sich für das Modell mit dem Schwerpunkt der initialen Veränderungen von entzündlichen Prozessen am Meniskusgewebe als geeignet.

Um die Einflüsse von Serumbestandteilen auf die Wirkmuster von Zytokinen wie z.B. IL-1 (Webber et al., 1988) zu vermeiden, wurde während der Inkubation der Meniskusexplantate ausschließlich serumfreies Medium verwendet.

Letztlich basierten alle Versuche der vorliegenden Arbeit auf bovinem Rindermeniskusgewebe. In Vorversuchen der Arbeit wurden Experimente mit möglichst gut erhaltenem humanem Meniskusgewebe durchgeführt. Das humane Gewebe wurde im Rahmen von Sektionen im Pathologischen Institut entnommen und erwies sich als deutlich kleiner und schwieriger zu präparieren als das von Rindern. Zudem war ausnahmslos bei allen Patienten das Meniskusgewebe, zumindest leicht, makroskopisch pathologisch verändert. In diesen Vorversuchen konnten weder in der Gen-Transkription von matrixabbauenden Enzymen, noch in der photometrischen Messung des Proteoglykanabbaus in Form der Glykosaminoglykane messbare Ergebnisse erzielt werden. Für die Untersuchung von humanem Meniskusgewebe scheint die Methode wie oben beschrieben so nicht geeignet zu sein. Um die pathophysiologischen Bedingungen an die In vivo Situation im Menschen anzunähern, sollte weiter versucht werden eine ähnliche Methode für humanes Gewebe zu etablieren.

4.1.2 Meniskuszellen

Für die Aufrechterhaltung des Meniskusgewebes sind die Meniskuszellen zuständig. Diese sind in der Lage unter dem Einfluss verschiedener Zytokine Proteasen freizusetzen. Unter anderem werden Proteasen zum Abbau der Grundbestandteile der extrazellulären Matrix wie z.B. Proteoglykane und Kollagen produziert. Zur Idee, isolierte Meniskuszellen neben den Meniskusexplantaten zu untersuchen, kam es aufgrund der, teilweise kapriziösen, Arbeit der mRNA Isolierung aus Meniskusexplanteten, welche in den real-time PCRs aufgrund der geringen mRNA-Menge häufig zu nicht detektierbaren PCR-Signalen führte. Ohne die Mörserung des Gewebes in flüssigem Stickstoff, bei der es immer wieder zu Probenverlusten kam und mit Hilfe des NucleoSpin® RNA II Kit, konnte die mRNA-Isolierung deutlich leichter durchgeführt werden.

Bis zum heutigen Tage wurden bereits einige Studien mit isolierten Meniskuszellen durchgeführt, allerdings verfolgten diese zumeist den Ersatz von geschädigtem Gewebe, das sogenannte „tissue engineering" (Pangborn et al., 2005). Dabei wurden die Meniskuszellen aus verschiedenen Spezies (Mensch, Hund, Kaninchen) isoliert und durch unterschiedlichste Methoden gewonnen, kultiviert, allerdings nicht phänotypisiert (Tanaka et al., 1999).

Um aus dem zellarmen Gewebe des Meniskus eine maximal hohe Ausbeute bei der Zellgewinnung zu erhalten, wurde mit der hier verwendeten Methode ausschließlich das zellreichere Gewebe der Oberfläche des Meniskusgewebes mit Hilfe eines Skalpells entnommen. Um die Ausbeute zu erhöhen, wurden bei der Präparation Großteile der Oberfläche entnommen. Zugrundeliegend der Annahme, dass die Vaskularisation in der Nähe der Basis im Zentrum des Meniskusgewebes liegt. Spätere immunhistochemische Färbungen detektierten mit Hilfe eines Antikörpers für Makrophagen und Mikroglia (IBA-1) allerdings direkt unterhalb der Oberfläche der Basis angefärbte Zellen des Mononukleären-Phagozytose-Systems (MPS) (Abb. 19a/b). Zur Phänotypisierung der Meniskuszellen in der Zellkultur erfolgte ebenfalls eine immunhistochemische Färbung mit Hilfe des IBA-1 Antikörpers (Abb. 20a/b). Dort zeigte sich im Vergleich zur Positivkontrolle (isolierte Mikrogliazellen der Ratte), keine Anfärbung des Zytoplasmas und nur eine schwache unspezifische Färbung des Zellkerns der Meniskuszellen. Eine solche unspezifische Färbung der Histone im Zellkern ist bereits für verschiedene Antikörper beschrieben und hat keine Aussagekraft. Eine Kontamination mit Zellen des MPS anderer Versuche kann damit allerdings nicht komplett ausgeschlossen werden. Die Färbung weist jedoch darauf hin, dass die Zellkulturen nutzbar sind und die erhobenen Daten valide sind.

Zukünftig sollte beachtet werden, dass eine strikte Präparation im avaskulären, basisfernen Bereich stattfindet, um die Möglichkeit einer Kontamination mit Zellen des MPS weiter zu minimieren.

Trotz dieser großzügigeren Präparation mussten, aufgrund der schlechten Ausbeute an Meniskuszellen, diese einmal in Monolayerkultur subkultiviert werden. Somit konnten die Versuche nicht mit einer Primärkultur durchgeführt werden.

Für Chondrozyten ist bekannt, dass diese in Kultur phänotypisch instabil sind und fibroblastenartige Zellformen annehmen (Schnabel et al., 2002). Für Meniskuszellen könnte man eine ähnliche Veränderung erwarten, da die Zellen in Monolayerkultur auf einer flachen künstlichen Wellplatte unter dem Verlust der extrazellulären Matrix und ohne die physiologische dreidimensionale Anordnung wachsen (Nakata et al., 2001). In den Untersuchungen zum Einfluss von Estradiol auf die von IL-1 induzierte Transkription von Matrix-abbauenden Proteasen, konnte die Transkription von Aggrekan detektiert werden, so dass man zumindest im Vergleich dieses Matrixmoleküls keinen Unterschied zu Primärkulturen der humanen Meniskuszellen finden konnte (Nakata et al., 2001). Scheinbar sind damit die hier kultivierten Meniskuszellen phänotypisch intakt.

4.2 Biologische Wirksamkeit von Estradiol

Zur Überprüfung der biologischen Wirksamkeit des Estradiols und der angewandten Verdünnungsmethode, wurden in Vorversuchen humane Mammakarzinomzellen (MCF-7 Zellen) kultiviert. Wie bereits bekannt, tragen diese MCF-7 Zellen Estradiolrezeptoren (Soule et al., 1973) und reagieren auf einen solchen hormonellen Stimulus durch eine gesteigerte Proliferationsrate (Villalobos et al., 1987). Dieser Effekt konnte in allen drei Versuchsgruppen mit Estradiol reproduziert werden. Dabei zeigte die physiologische Konzentration von 10^{-11} M annähernd eine Verdopplung der DNA-Menge bzw. der Zellproliferation und somit den größten Einfluss. Aufgrund dessen wurde diese Konzentration für die weiteren Versuche als Zielkonzentration gewählt.

4.3 Freisetzung von Glykosaminoglykanen (GAG)

Wie bereits Voigt et al., 2009, beschrieben haben, konnten wir zeigen, dass das proinflammatorische Zytokin IL-1 einen katabolen Effekt auf den Glykosaminoglykangehalt des bovinen Meniskusgewebes hat und zu einer reproduzierbaren Erhöhung der

Freisetzung der GAGs in den Überstand führt. Andere Studien konnten diese Beobachtung bei Meniskusgewebe auch an anderen Spezies, wie Schweinen und Kaninchen zeigen (Shin et al., 2003; Cao et al., 1998). Im Jahr 2003 zeigten Pratta et al. den Abbau von Proteoglykanen bei entzündlichen Prozessen, allerdings an hyalinem Knorpelgewebe und nicht wie in der vorliegenden Arbeit an Meniskusgewebe. Dieser katabole Prozess soll, im Gegensatz zum Abbau von kollagenen Matrixproteinen, im Vordergrund stehen. Diese Ergebnisse deuten auf einen gesteigerten, initialen Abbau von Proteoglykanen am bovinen Meniskusgewebe hin.

Mit der Co-Inkubation mit Estradiol in verschiedenen Konzentrationen, konnte in dieser Arbeit gezeigt werden, dass sich dieser, durch IL-1 induzierte, initiale Verlust von GAGs signifikant reduzieren ließ. Richette P et al. konnten 2004 zeigen, dass Estradiol einen dualen Effekt auf IL-1 induzierten Proteoglykan-Abbau bei Chondrozyten des Knorpelgewebes hat. In physiologischen Konzentrationen reduzierte Estradiol ebenfalls den Proteoglykan-Abbau, in höheren Konzentrationen kam es zu einer Erhöhung des Abbaus und somit zu einem inversen Effekt. Dieses Ergebnis ließ sich in der vorliegenden Arbeit am bovinen Meniskusgewebe nicht reproduzieren. Mit der unphysiologischen, hohen Konzentrationen von 10^{-8} M wurde ebenfalls eine, wenn auch nicht signifikante, Senkung des Proteoglykan-Abbaus und die damit verbundene reduzierte Freisetzung in den Überstand erzielt. Geringere Konzentrationen wie 10^{-15} M und 10^{-13} M zeigten keinen Einfluss auf die IL-1 induzierte GAG-Freisetzung aus dem Meniskusgewebe.

Zur Verifizierung, ob diese Reduktion Estradiol vermittelt ist, wurden weitere Versuche mit dem Estradiol-Rezeptor-Antagonist (RA) ICI 182, 780 durchgeführt. Der RA konnte in der, im Gegensatz zum Estradiol 10^{-11} M, hundertfach höheren Konzentration 10^{-9} M, die Reduktion der GAG-Freisetzung signifikant aufheben. ICI als stereoidaler RA wirkt über die intrazelluläre Blockade (de Cupis et al., 1995) der ER an estrogen response elements (ERE) der Promoter der Ziel-Gene und an Liganden-gebundenen ERs, die mit anderen Transkriptionsfaktoren interagieren (Roman-Blas et al., 2009). Da der RA ICI 182, 780 in unseren Versuchen die Estradiol-vermittelten Effekte auf die GAG-Freisetzung aufheben konnte, spricht dies eindeutig dafür, dass der Effekt des Estradiols rezeptorvermittelt ist.

4.4 Freisetzung von Stickoxid (NO)

Neben vielen physiologischen Aufgaben in der Signaltransduktion, ist NO in erhöhten Konzentrationen im Gelenkknorpel für die Hemmung der Proteoglykan- und

Kollagensynthese (Häuselmann et al., 1994), die Induktion von Matrix-degradierenden Enzymen sowie einer vermehrten Apoptose von Chondrozyten verantwortlich. Eine durch IL-1 stark gesteigerte NO-Freisetzung wurde für Gelenkknorpel- (Cao et al., 1998) und Meniskusgewebe (Voigt et al., 2009) beschrieben. In der vorliegenden Arbeit konnte die IL-1 induzierte NO-Freisetzung an Meniskusgewebe bestätigt werden. Dieser hoch signifikante Effekt konnte mittels des Estradiol RA ICI 182, 780 ebenfalls signifikant aufgehoben werden.

Da sich der Einfluss von Estradiol auf die NO-Freisetzung ähnlich der Freisetzung der GAGs in den Überständen verhält, kann man postulieren, dass es einen direkten Zusammenhang zwischen der Estradiol-induzierten Hemmung der NO- und GAG-Freisetzung gibt. Allerdings gibt es in der Literatur kontroverse Angaben über die Wirkung von NO auf die Matrixdegeneration im bovinen Meniskusgewebe. Trotz der zahlreichen Studien (Hashimoto et al., 1999; Kobayashi et al., 2001; Fermor et al., 2001; Shin et al., 2003; Gupta et al., 2008) zum Nachweis von NO als wichtiger Mediator für die Matrixdegeneration des Meniskusgewebes konnten Voigt et al., 2009 mittels eines NO-Synthase-Inhibitor zeigen, dass eine Erhöhung der GAG-Freisetzung aus bovinem Meniskusgewebe nicht unmittelbar NO-abhängig ist. Im Rahmen dieser Untersuchungen konnte sogar eine tendenzielle Erhöhung der GAG-Freisetzung unter dem Einfluss des NO-Synthase-Inhibitors gezeigt werden, so dass es somit in der Literatur gänzlich unterschiedliche Angaben zu möglichen schädigenden und protektiven (Abramson SB, 2008) Eigenschaften von NO auf das bovine Meniskusgewebe gibt. Letztlich zeigen unsere vorliegenden Ergebnisse, dass das potentiell schützende Hormon Estradiol einen hemmenden Einfluss auf die Freisetzung des Mediators NO hat. Eine konkrete und gesicherte Aussage über die Rolle von NO auf die Matrixdegeneration lässt sich aber weiterhin nicht treffen. Weitere Untersuchungen konnten zeigen, dass E2 unter den gewählten Versuchsbedingungen keinen Einfluss auf die Transkription der induzierten NO-Synthase (iNOS) hat. Dieser Befund scheint im Widerspruch mit der erhöhten NO-Freisetzung im Überstand zu stehen und auch zu den Angaben, die in der Literatur beschrieben sind. Laut LeGrand et al., 2001, kommt es in Anwesenheit von IL-1 zu einer deutlichen Induktion der iNOS-Transkription, die in der vorliegenden Arbeit durch E2 nicht reguliert werden konnte. Demnach scheint E2 nicht die iNOS-Transkription zu regulieren. Aufgrund der widersprüchlichen Beschreibungen über die Wirkung von E2 auf die NO-Freisetzung, sollten weitere Studien durchgeführt werden, um die Wirkungsmechanismen weiter zu spezifizieren. E2 könnte einen indirekten Effekt auf die NO-Freisetzung haben, eventuell über die Transkription eines Regulator-Proteins der NO-Synthase, welches diese aktiviert und die NO-Freisetzung steigert.

4.5 Transkription von matrixdegradierenden Enzymen und Aggrekan

Bei der Degeneration der EZM durch den Abbau von Kollagenen und Proteoglykanen spielen Matrixmetalloproteinasen und Aggrekanasen eine wichtige Rolle (Burrage et al., 2006; Nagase et al., 2003). Zur Erklärung der erhöhten GAG-Freisetzung durch die Stimulation von IL-1 und der damit verbundenen Reduktion durch Estradiol, wurden in der vorliegenden Arbeit die mRNA-Transkription von ADAMTS-4, MMP-3, MMP-13 und des Kernprotein Aggrekan mittels einer real-time RT-PCR gemessen.

Die Ergebnisse der real-time RT-PCR zeigten für ADAMTS-4 und MMP-3 die in der Literatur an Gelenkknorpel (Aida et al., 2005) und Meniskusgewebe (Lemke 2006) beschriebene deutliche Heraufregulierung durch die Inkubation mit IL-1 des bovinen Meniskusgewebe. Die Co-Inkubation mit Estradiol zeigte eine Reduktion der IL-1-induzierten mRNA-Transkription bei ADAMTS-4 und MMP-3.

Für ADAMTS-4 zeigten die isolierten Meniskuszellen vergleichbare Ergebnisse. Zu einem deutlichen Unterschied zwischen den Meniskuszellen und den Meniskusexplantaten kam es beim Nachweis der mRNA-Transkription von MMP-3 und -13. Dabei konnten in allen Experimenten mit IL-1 stimulierten Meniskusexplanaten nur eine signifikante Erhöhung zur Kontrolle von MMP-3 detektiert werden, für die Meniskuszellen jeweils nur für MMP-13. Die unterschiedliche Gentranskription von Matrixmetalloproteinasen in Gewebe und Zellen wurde bereits am Beispiel des Gelenkknorpels beschrieben (Clegg et al., 1999). Ein Grund für den Unterschied könnte die Methode der Gewebegewinnung für die Isolation der Meniskuszellen sein, da bei der Präparation nicht immer zuverlässig die Oberfläche im avaskulären Bereich präpariert wurde und es somit zu einer Mischkultur mit Zellen des MPS gekommen sein könnte. Ein weiterer Grund für den Unterschied in der Transkription der matrix-abbauenden Protease MMP-13 könnte darin liegen, dass die Zellen zuvor aus ihrer Umgebung herausgelöst wurden und so, durch den Verlust der Matrix sich auf einem anderen Level der Aktivierung mit erhöhtem Turn-Over der Matrix befanden (Lemke 2006). Ähnliche Ergebnisse konnten an Gewebeexplantaten aus Gelenkknorpel gefunden werden (Grover et al., 1993). Die Zellen im Gewebeverband sind scheinbar auf eine geringere Turn-Overrate eingestellt und reagieren daher anders auf IL-1 als die isolierten Zellen. Eventuell könnten auch der Stress der enzymatischen Isolierung in der Kollagenaselösung oder die unterschiedlichen Kulturbedingungen der Meniskuszellen und des

Meniskusgewebes für das unterschiedliche Ergebnis verantwortlich sein. Die Zellen wurden in einem Ham´s F-12-Medium kultiviert, die Explantate hingegen in einem DMEM-Medium. Dabei wurden die Explantate komplett serumfrei inkubiert, das Medium der Zellen war zunächst serumhaltig und wurde dann für die Stimulation durch ein hormonfreies charcoal-stripped Serum ersetzt. Dass die Kulturbedingungen und das Medium einen Einfluss auf die Zellmorphologie, Proteinsynthese und Proliferation von isolierten Zellen aus dem Meniskusgewebe hat, konnte bereits in einer Studie gezeigt werden (Nakata et al., 2001). So wäre es durchaus möglich, dass die isolierten Zellen sich aufgrund der Zusammensetzung des Mediums anders verhalten, als die Zellen im intakten Gewebe.

Da die Aggrekanase ADAMTS-4 und Matrixmetalloproteinasen maßgeblich an den degenerativen Prozessen im entzündlichen Meniskusgewebe beteiligt sind, deuten die Ergebnisse der Arbeit darauf hin, dass E2 einen protektiven Effekt auf die destruktiven Prozesse im Verlauf der Menopause haben kann, da E2 die Transkription der katabolen Aggrekanase und Proteinase hemmt und damit dem Abbau der EZM entgegenwirkt.
In weiteren Studien wäre es sinnvoll, Untersuchungen an einem dreidimensionalen Kultursystem wie z.B. Alginat durchzuführen. Als Beispiel konnten Chondrozyten (Häuselmann et al., 1994) und humane Meniskuszellen (Verdonk et al., 2005), welche in Alginat kultiviert wurden, ihren Phänotyp bewahren.

Das Protein Aggrekan übernimmt durch seine hohe Wasseraufnahmefähigkeit zusammen mit kollagenen Fibrillen die Elastizitätsaufgaben im Meniskus (Doege et al., 1991). In der vorliegenden Arbeit konnte gezeigt werden, dass E2 die Transkription von Aggrekan induziert, wohingegen IL-1 die Aggrekan-Transkription im Meniskusgewebe sowie bei isolierten Meniskuszellen reduziert. Dies scheint darauf hinzudeuten, dass bei Entzündungsreaktionen die Transkription von Aggrekan inhibiert wird und dies die degenerativen Prozesse bei entzündlichen Gelenkerkrankungen zunehmend fördert. Da E2 die Transkription von Aggrekan induziert, könnte dieses darauf hindeuten, dass E2 einen protektiven Effekt ausüben könnte. Im Kontrast dazu zeigt sich allerdings, dass in der Anwesenheit von IL-1 E2 die Aggrekan-Transkription nicht induzieren kann und der inhibierende Effekt von IL-1 im Meniskusgewebe sowie bei Meniskuszellen überwiegt. Dies könnte darauf zurückzuführen sein, dass E2 nicht in einer ausreichenden Konzentration appliziert wurde, um den IL-1 Effekt aufzuheben. In weiteren Versuchen könnte man die Meniskusexplanate mit höheren Konzentrationen inkubieren und den Effekt auf die IL-1-induzierte Inhibition der Aggrekan-Transkription untersuchen.

4.6 Ausblick

In der vorliegenden Arbeit wurde die Wirkung von Estradiol auf verschiedene Prozesse im Meniskusgewebe untersucht, die durch das proinflammatorische Zytokin IL-1 induziert werden. Untersucht wurde die Gen-Transkription von matrixabbauenden Enzymen, der Proteoglykanabbau und die Stickoxid-(NO)-Synthese im Meniskusgewebe, sowie die Gen-Transkription von matrixabbauenden Enzymen bei Meniskuszellen. In den Experimenten konnte gezeigt werden, dass Estradiol, wie in anderen Studien am Gelenkknorpel gezeigt, einen hemmenden Einfluss auf den Proteoglykanabbau sowie auf die Gen-Transkription der matrixabbauenden Enzyme ADAMTS-4 und MMP-3 am Meniskusgewebe hat. Die Rolle von Estradiol bei der NO-Freisetzung konnte nicht abschließend geklärt werden, da Estradiol einen hemmenden Einfluss auf die Freisetzung in den Überstand zeigte, jedoch keinerlei Einfluss auf die Transkription der NO-Synthase nahm. So sollte zukünftig in weiteren Studien Bezug auf die Wirkungen von Estradiol auf die scheinbar komplexe Wirkung von NO am Meniskusgewebe genommen werden.

In zukünftigen Studien sollte ebenfalls die Wirkung von Estradiol auf die so genannten TIMPs (Tissue inhibitors of metalloproteinases) untersucht werden. TIMPs werden von verschiedenen Zellen produziert und tragen eine Vielzahl biologischer Funktionen. Eine Hauptaufgabe der TIMPs ist die Regulation der proteolytischen Aktivität von zinkhaltigen Enzymen (MMPs). Sie hemmen die aktiven MMPs über nicht-kovalente Bindung und sind in der Lage die Umwandlung von Pro-MMP-Formen in die aktiven Formen zu unterdrücken (Brew et al., 2000). Zusätzlich ist das Gleichgewicht von Aggrekanasen und TIMPs entscheidend für die Aufrechterhaltung der Homöostase des EZM-Metabolismus von Knorpel (Tsuji et al., 2007). Es erscheint naheliegend, dass Estradiol auch hier einen Einfluss haben könnte. Desweiteren simuliert das Versuchsmodell der vorliegenden Arbeit die Effekte am bovinen Meniskus. Zukünftige Untersuchungen sollten am humanen Gewebe erfolgen, um sich unter diesen In vitro-Bedingungen den physiologischen Umständen In vivo möglichst weiter anzunähern und den Unterschied der Spezies auszugleichen. Ein Problem könnte dabei die Gewebebeschaffung sein, da das in OPs und der Pathologie entnommene Material meist bereits durch OA und RA verändert ist und somit keine physiologische Grundlage bildet, um die Ergebnisse mit dem unveränderten bovinen Meniskusgewebe zu vergleichen. Zusätzlich ist der humane Meniskus um ein vielfaches kleiner als der bovine, somit benötigt man für ähnliche Untersuchungen deutlich mehr humane Spender als vergleichend im Rindermodell.

5. Zusammenfassung

Osteoarthrose betrifft alle Gewebe des Kniegelenks, inklusive des Meniskus und führt letztendlich immer zu Gelenkbeschwerden in Form von Schmerzen und Einschränkungen in der Beweglichkeit. Der Anstieg der Prävalenz der OA bei postmenopausalen Frauen im Gegensatz zu Männern lässt eine Verbindung zwischen der OA und der Abnahme der 17beta-Estradiol (E2) Produktion vermuten.

Das Ziel der Arbeit war, den Einfluss von E2 auf verschiedene Prozesse im Meniskusgewebe zu untersuchen, die durch das proinflammatorische Zytokin IL-1 induziert werden. Untersucht wurde die Gene-Transkription von matrixabbauenden Enzymen, der Proteoglykanabbau und die Stickoxid-(NO)-Synthese als essentieller Faktor der Signaltransduktion bei der Matrixdegeneration im Meniskusgewebe.

Für die Experimente wurden Meniskusexplantate (3 mm x 1 mm) und Meniskuszellen aus Kniegelenken von 2-jährigen Rindern gewonnen. Die Explantate wurden für 72 h, die Meniskuszellen für 24 h mit IL-1 (10 ng/ml) und verschiedenen Konzentrationen von E2 (10^{-8} M $-$ 10^{-15} M) stimuliert.

Die Gen-Transkription der mRNA für MMP-3, ADAMTS-4 und Aggrekan wurde durch eine real-time RT-PCR analysiert. Die Konzentration von Glykosaminoglykanen (GAG) und NO im Kulturüberstand wurde durch einen photometrischen DMMB-Test bzw. mit dem Gries-Reagenz gemessen.

In Vorversuchen konnten wir nachweisen, dass E2 in der Konzentration von 10^{-11} M den stärksten Effekt auf Meniskusgewebe hat.

In den Experimenten mit den Meniskusexplantaten senkte E2 in dieser Konzentration die Abgabe von GAGs in den Kulturüberstand signifikant. Der E2-Rezeptor-Antagonist ICI 182, 780 (Fulvestrant®) in der Konzentration 10^{-9} M konnte diesen Effekt signifikant aufheben. Die durch IL-1 induzierte vermehrte NO-Produktion konnte ebenfalls von ICI 182, 780 reduziert werden. Die Gen-Transkription der mRNA von MMP-3 wurde durch E2 signifikant vermindert, sowie die Transkription der mRNA von ADAMTS-4 tendenziell auch.

Auf der anderen Seite zeigte sich eine signifikante Erhöhung der Induktion von Aggrekan. Die Transkription der mRNA der Synthase iNOS zeigte keine Veränderung nach einer Behandlung mit E2. In den Experimenten mit den Meniskuszellen konnten die Ergebnisse der Explantate der weitgehend bestätigt werden. Lediglich bei der Transkription von MMP-3 und MMP-13 gab es deutliche Unterschiede. Dabei konnten in allen Experimenten mit

IL-1 stimulierten Meniskusexplanaten nur eine signifikante Erhöhung zur Kontrolle von MMP-3 detektiert werden, für die Meniskuszellen jeweils nur für MMP-13. Der Grund für diesen Unterschied könnte in der Präparationstechnik sowie in der Methode der Kultivierung liegen. Diese durch Estradiol induzierten Effekte werden scheinbar über E2-Rezeptoren vermittelt. Um einen therapeutischen Ansatzpunkt zu finden, sollte in weiteren Studien diese Signaltransduktionswege am Meniskus weiter untersucht werden.

6. Danksagung

Zu allererst danke ich Professor Dr. Dr. Schünke für die Bereitsstellung des Arbeitsplatzes in seiner Arbeitsgruppe und den hervorragenden Bedingungen im Institut, insbesondere der Laboratorien. Ich danke Herrn Professor Dr. Bodo Kurz für die Bereitstellung des Themas, sowie die herzliche, persönliche und ausdauernde Zusammenarbeit bei der Erstellung dieser Dissertation. Danke für den Optimismus, unendliche Geduld in schwierigen Zeiten und die Menschlichkeit mit der ich von ihm behandelt wurde.

Für die technische Unterstützung danke ich besonders den Mitarbeitern meiner Arbeitsgruppe des Anatomischen Instituts, Frank Lichte und Rita Kirsch. Ohne sie hätte diese Arbeit nie beendet werden können. Desweiteren möchte ich mich bei Miriam Lemmer für die Hilfe in der Zellkultur, Inka Geurink, Dr. Jessica Spreu und Dr. Falk Birkenfeld für die stets kritische und exakte Manuskriptkorrektur, bei Ottfried Frandsen für die Hilfe bei EDV Problemen und bei Clemens Franke für die hervorragende Hilfe bei den Abbildungen bedanken. Nicht vergessen möchte ich meine liebsten Kollegen, Frau Dr. Uta Rickert und Herrn Dr. Daniel Oxmann, die mich während der gesamten Zeit meiner Dissertation, in guten wie in schlechten Zeiten, ertragen mussten und durften. Zudem möchte ich der guten Seele des Anatomischen Institutes, Ingrid Offermann, danken. Vielen Dank für das stets offene Ohr bei beruflichen und auch privaten Problemen.

Meiner Mutter danke ich für die ihre stetige Unterstützung und ihren Optimismus während der Zeit meines Studiums und der anschließenden Dissertation, meinem Vater für seine offene und ehrliche Meinung, auch wenn dies nicht immer einfach für mich war und ist. Zuletzt möchte ich meinen Großeltern danken, ohne sie wäre ich heute nicht da wo ich bin.

7. Literaturverzeichnis

Aagaard H, Verdonk R (1999) Function of the normal meniscus and consequences of meniscal resection. Scand. J. Med. Sci. Sports 9:134-40

Abramson SB (2008) Osteoarthritis and nitric oxide. Osteoarthr. Cartil. 16 Suppl 2:S15-S20

Aida Y, Maeno M, Suzuki N, Shiratsuchi H, Motohashi M, Matsumura H (2005) The effect of IL-1beta on the expression of matrix metalloproteinases and tissue inhibitors of matrix metalloproteinases in human chondrocytes. Life Sci. 77:3210-21

Arend WP (1991) Interleukin 1 receptor antagonist. A new member of the interleukin 1 family. J. Clin. Invest 88:1445-51

Benbow U, Brinckerhoff CE (1997) The AP-1 site and MMP gene regulation: what is all the fuss about? Matrix Biol. 15:519-26

Bluteau G, Conrozier T, Mathieu P, Vignon E, Herbage D, Mallein-Gerin F (2001) Matrix metalloproteinase-1, -3, -13 and aggrecanase-1 and -2 are differentially expressed in experimental osteoarthritis. Biochim. Biophys. Acta 1526:147-58

Brew K, Dinakarpandian D, Nagase H (2000) Tissue inhibitors of metalloproteinases: evolution, structure and function. Biochim. Biophys. Acta 1477:267-83

Brooks SC, Locke ER, Soule HD (1973) Estrogen receptor in a human cell line (MCF-7) from breast carcinoma. J Biol Chem. 248:6251-53

Burrage PS, Mix KS, Brinckerhoff CE (2006) Matrix metalloproteinases: role in arthritis. Front Biosci. 11:529-43

Cao M, Stefanovic-Racic M, Georgescu HI, Miller LA, Evans CH (1998) Generation of nitric oxide by lapine meniscal cells and its effect on matrix metabolism: stimulation of collagen production by arginine. J. Orthop. Res. 16:104-11

Cawston TE, Wilson AJ (2006) Understanding the role of tissue degrading enzymes and their inhibitors in development and disease. Best. Pract. Res. Clin. Rheumatol. 20:983-1002

Chu SC, Yang SF, Lue KH, Hsieh YS, Wu CL, Lu KH (2004) Regulation of gelatinases expression by cytokines, endotoxin, and pharmacological agents in the human osteoarthritic knee. Connect. Tissue Res. 45:142-50

Claassen H, Schluter M, Schunke M, Kurz B (2006) Influence of 17beta-estradiol and insulin on type II collagen and protein synthesis of articular chondrocytes. Bone 39:310-7

Clancy RM, Amin AR, Abramson SB (1998) The role of nitric oxide in inflammation and immunity. Arthritis Rheum. 41:1141-51

Clegg PD, Carter SD (1999) Matrix metalloproteinase-2 and -9 are activated in joint diseases. Equine Vet. J. 31:324-30

de Cupis A, Noonan D, Pirani P, Ferrera A, Clerico L, Favoni RE (1995) Comparison between novel steroid-like and conventional nonsteroidal antioestrogens in inhibiting oestradiol- and IGF-I-induced proliferation of human breast cancer-derived cells. Br. J. Pharmacol. 116:2391-400

Dinarello CA (1991) Interleukin-1 and interleukin-1 antagonism. Blood 77:1627-52

Dinarello CA (1994) The biological properties of interleukin-1. Eur. Cytokine Netw. 5:517-31

Dinarello CA, Cannon JG, Wolff SM, Bernheim HA, Beutler B, Cerami A, Figari IS, Palladino MA, Jr., O'Connor JV (1986) Tumor necrosis factor (cachectin) is an endogenous pyrogen and induces production of interleukin 1. J. Exp. Med. 163:1433-50

Doege KJ, Sasaki M, Kimura T, Yamada Y (1991) Complete coding sequence and deduced primary structure of the human cartilage large aggregating proteoglycan, aggrecan. Human-specific repeats, and additional alternatively spliced forms. J. Biol. Chem. 266:894-902

Dreier R, Wallace S, Fuchs S, Bruckner P, Grassel S (2001) Paracrine interactions of chondrocytes and macrophages in cartilage degradation: articular chondrocytes provide factors that activate macrophage-derived pro-gelatinase B (pro-MMP-9). J. Cell Sci. 114:3813-22

Elkington PT, O'Kane CM, Friedland JS (2005) The paradox of matrix metalloproteinases in infectious disease. Clin. Exp. Immunol. 142:12-20

Feelisch M (2008) The chemical biology of nitric oxide--an outsider's reflections about its role in osteoarthritis. Osteoarthr. Cartil. 16 Suppl 2:S3-S13

Fermor B, Jeffcoat D, Hennerbichler A, Pisetsky DS, Weinberg JB, Guilak F (2004) The effects of cyclic mechanical strain and tumor necrosis factor alpha on the response of cells of the meniscus. Osteoarthr. Cartil. 12:956-62

Fermor B, Weinberg JB, Pisetsky DS, Misukonis MA, Banes AJ, Guilak F (2001) The effects of static and intermittent compression on nitric oxide production in articular cartilage explants. J. Orthop. Res. 19:729-37

Fernandes JC, Martel-Pelletier J, Pelletier JP (2002) The role of cytokines in osteoarthritis pathophysiology. Biorheology 39:237-46

Flannery CR, Little CB, Hughes CE, Caterson B (1999) Expression of ADAMTS homologues in articular cartilage. Biochem. Biophys. Res. Commun. 260:318-22

Galazka G, Windsor LJ, Birkedal-Hansen H, Engler JA (1996) APMA (4-aminophenylmercuric acetate) activation of stromelysin-1 involves protein interactions in addition to those with cysteine-75 in the propeptide. Biochemistry 35:11221-7

Gao G, Westling J, Thompson VP, Howell TD, Gottschall PE, Sandy JD (2002) Activation of the proteolytic activity of ADAMTS4 (aggrecanase-1) by C-terminal truncation. J. Biol. Chem. 277:11034-41

Garcia X, Stein F (2006) Nitric oxide. Semin. Pediatr. Infect. Dis. 17:55-7

Garstang SV, Stitik TP (2006) Osteoarthritis: epidemiology, risk factors, and pathophysiology. Am. J. Phys. Med. Rehabil. 85:S2-11

Grabowski PS, Macpherson H, Ralston SH (1996) Nitric oxide production in cells derived from the human joint. Br. J. Rheumatol. 35:207-12

Grover J, Roughley PJ (1993) Versican gene expression in human articular cartilage and comparison of mRNA splicing variation with aggrecan. Biochem. J. 291 (Pt 2):361-7

Gupta T, Zielinska B, McHenry J, Kadmiel M, Haut Donahue TL (2008) IL-1 and iNOS gene expression and NO synthesis in the superior region of meniscal explants are dependent on the magnitude of compressive strains. Osteoarthr. Cartil. 16:1213-9

Hanna FS, Wluka AE, Bell RJ, Davis SR, Cicuttini FM (2004) Osteoarthritis and the postmenopausal woman: Epidemiological, magnetic resonance imaging, and radiological findings. Semin. Arthritis Rheum. 34:631-6

Hardingham TE, Fosang AJ (1995b) The structure of aggrecan and its turnover in cartilage. J. Rheumatol. Suppl 43:86-90

Hardingham TE, Fosang AJ (1995a) The structure of aggrecan and its turnover in cartilage. J. Rheumatol. Suppl 43:86-90

Harris ED, Jr. (1990) Rheumatoid arthritis. Pathophysiology and implications for therapy. N. Engl. J. Med. 322:1277-89

Hashimoto S, Takahashi K, Ochs RL, Coutts RD, Amiel D, Lotz M (1999) Nitric oxide production and apoptosis in cells of the meniscus during experimental osteoarthritis. Arthritis Rheum. 42:2123-31

Hauselmann HJ, Fernandes RJ, Mok SS, Schmid TM, Block JA, Aydelotte MB, Kuettner KE, Thonar EJ (1994a) Phenotypic stability of bovine articular chondrocytes after long-term culture in alginate beads. J. Cell Sci. 107 (Pt 1):17-27

Hauselmann HJ, Oppliger L, Michel BA, Stefanovic-Racic M, Evans CH (1994b) Nitric oxide and proteoglycan biosynthesis by human articular chondrocytes in alginate culture. FEBS Lett. 352:361-4

Hauselmann HJ, Stefanovic-Racic M, Michel BA, Evans CH (1998) Differences in nitric oxide production by superficial and deep human articular chondrocytes: implications for proteoglycan turnover in inflammatory joint diseases. J. Immunol. 160:1444-8

Hennerbichler A, Moutos FT, Hennerbichler D, Weinberg JB, Guilak F (2007) Repair response of the inner and outer regions of the porcine meniscus in vitro. Am. J. Sports Med. 35:754-62

Karan A, Karan MA, Vural P, Erten N, Tascioglu C, Aksoy C, Canbaz M, Oncel A (2003) Synovial fluid nitric oxide levels in patients with knee osteoarthritis. Clin. Rheumatol. 22:397-9

Karube S, Shoji H (1982) Compositional changes of glycosaminoglycans of the human menisci with age and degenerative joint disease. Nippon Seikeigeka Gakkai Zasshi 56:51-7

Kinney RC, Schwartz Z, Week K, Lotz MK, Boyan BD (2005) Human articular chondrocytes exhibit sexual dimorphism in their responses to 17beta-estradiol. Osteoarthr. Cartil. 13:330-7

Kobayashi K, Mishima H, Hashimoto S, Goomer RS, Harwood FL, Lotz M, Moriya H, Amiel D (2001) Chondrocyte apoptosis and regional differential expression of nitric oxide in the medial meniscus following partial meniscectomy. J. Orthop. Res. 19:802-8

Kurz B, Lemke AK, Fay J, Pufe T, Grodzinsky AJ, Schunke M (2005) Pathomechanisms of cartilage destruction by mechanical injury. Ann. Anat. 187:473-85

LeGrand A, Fermor B, Fink C, Pisetsky DS, Weinberg JB, Vail TP, Guilak F (2001) Interleukin-1, tumor necrosis factor alpha, and interleukin-17 synergistically up-regulate nitric oxide and prostaglandin E2 production in explants of human osteoarthritic knee menisci. Arthritis Rheum. 2001 44:2078-83

Lemke AK (2006) Untersuchungen zu den Pathomechanismen der Destruktion von Faserknorpelgewebe am Beispiel des Meniskus. Dissertation, Mathematisch-Naturwissenschaftliche Fakultät, Kiel

Liu MM, Albanese C, Anderson CM, Hilty K, Webb P, Uht RM, Price RH, Jr., Pestell RG, Kushner PJ (2002) Opposing action of estrogen receptors alpha and beta on cyclin D1 gene expression. J. Biol. Chem. 277:24353-60

Lotz M, Hashimoto S, Kuhn K (1999) Mechanisms of chondrocyte apoptosis. Osteoarthr. Cartil. 7:389-91

Maneix L, Beauchef G, Servent A, Wegrowski Y, Maquart FX, Boujrad N, Flouriot G, Pujol JP, Boumediene K, Galera P, Moslemi S (2008) 17Beta-oestradiol up-regulates the expression of a functional UDP-glucose dehydrogenase in articular chondrocytes: comparison with effects of cytokines and growth factors. Rheumatology (Oxford) 47:281-8

Marletta MA (1994) Nitric oxide synthase: aspects concerning structure and catalysis. Cell 78:927-30

Martel-Pelletier J, Boileau C, Pelletier JP, Roughley PJ (2008) Cartilage in normal and osteoarthritis conditions. Best. Pract. Res. Clin. Rheumatol. 22:351-84

McDevitt CA, Webber RJ (1990) The ultrastructure and biochemistry of meniscal cartilage. Clin. Orthop. Relat Res.8-18

Morani A, Warner M, Gustafsson JA (2008) Biological functions and clinical implications of oestrogen receptors alfa and beta in epithelial tissues. J. Intern. Med. 264:128-42

Mort JS, Billington CJ (2001) Articular cartilage and changes in arthritis: matrix degradation. Arthritis Res. 3:337-41

Mosley B, Dower SK, Gillis S, Cosman D (1987) Determination of the minimum polypeptide lengths of the functionally active sites of human interleukins 1 alpha and 1 beta. Proc. Natl. Acad. Sci. U. S. A 84:4572-6

Mow VC, Holmes MH, Lai WM (1984) Fluid transport and mechanical properties of articular cartilage: a review. J. Biomech. 17:377-94

Murphy G, Lee MH (2005) What are the roles of metalloproteinases in cartilage and bone damage? Ann. Rheum. Dis. 64 Suppl 4:iv44-iv47

Murphy G, Nagase H (2008) Progress in matrix metalloproteinase research. Mol. Aspects Med. 29:290-308

Nagase H (1997) Activation mechanisms of matrix metalloproteinases. Biol. Chem. 378:151-60

Nagase H, Kashiwagi M (2003) Aggrecanases and cartilage matrix degradation. Arthritis Res Ther. 5:94-103

Nagase H, Visse R, Murphy G (2006) Structure and function of matrix metalloproteinases and TIMPs. Cardiovasc. Res. 69:562-73

Nakata K, Shino K, Hamada M, Mae T, Miyama T, Shinjo H, Horibe S, Tada K, Ochi T, Yoshikawa H (2001) Human meniscus cell: characterization of the primary culture and use for tissue engineering. Clin. Orthop. Relat Res.S208-S218

Nashan D, Luger TA (1999) Interleukin 1. 1: Basic principles and pathophysiology. Hautarzt 50:680-8

Nelson LR, Bulun SE (2001) Estrogen production and action. J. Am. Acad. Dermatol. 45:S116-S124

Oestergaard S, Sondergaard BC, Hoegh-Andersen P, Henriksen K, Qvist P, Christiansen C, Tanko LB, Karsdal MA (2006) Effects of ovariectomy and estrogen therapy on type II collagen degradation and structural integrity of articular cartilage in rats: implications of the time of initiation. Arthritis Rheum. 54:2441-51

Oliveria SA, Felson DT, Reed JI, Cirillo PA, Walker AM (1995) Incidence of symptomatic hand, hip, and knee osteoarthritis among patients in a health maintenance organization. Arthritis Rheum. 38:1134-41

Pangborn CA, Athanasiou KA (2005) Growth factors and fibrochondrocytes in scaffolds. J. Orthop. Res. 23:1184-90

Pattoli MA, MacMaster JF, Gregor KR, Burke JR (2005b) Collagen and aggrecan degradation is blocked in interleukin-1-treated cartilage explants by an inhibitor of IkappaB kinase through suppression of metalloproteinase expression. J. Pharmacol. Exp. Ther. 315:382-8

Pattoli MA, MacMaster JF, Gregor KR, Burke JR (2005a) Collagen and aggrecan degradation is blocked in interleukin-1-treated cartilage explants by an inhibitor of IkappaB kinase through suppression of metalloproteinase expression. J. Pharmacol. Exp. Ther. 315:382-8

Patwari P, Gao G, Lee JH, Grodzinsky AJ, Sandy JD (2005) Analysis of ADAMTS4 and MT4-MMP indicates that both are involved in aggrecanolysis in interleukin-1-treated bovine cartilage. Osteoarthr. Cartil. 13:269-77

Petersen W, Tillmann B (1999) Structure and vascularization of the knee joint menisci. Z. Orthop. Ihre Grenzgeb. 137:31-7

Porter S, Clark IM, Kevorkian L, Edwards DR (2005) The ADAMTS metalloproteinases. Biochem. J. 386:15-27

Pratta MA, Scherle PA, Yang G, Liu RQ, Newton RC (2003a) Induction of aggrecanase 1 (ADAM-TS4) by interleukin-1 occurs through activation of constitutively produced protein. Arthritis Rheum. 48:119-33

Pratta MA, Yao W, Decicco C, Tortorella MD, Liu RQ, Copeland RA, Magolda R, Newton RC, Trzaskos JM, Arner EC (2003b) Aggrecan protects cartilage collagen from proteolytic cleavage. J. Biol. Chem. 278:45539-45

Price A, Allum R (2010) Management of osteoarthritis of the knee. Ann R Coll Surg Engl. 2010 92:459-62

Richette P, Corvol M, Bardin T (2003) Estrogens, cartilage, and osteoarthritis. Joint Bone Spine. 70: 257-262.

Richette P, Dumontier MF, Tahiri K, Widerak M, Torre A, Benallaoua M, Rannou F, Corvol MT, Savouret JF (2007) Oestrogens inhibit interleukin 1beta-mediated nitric oxide synthase expression in articular chondrocytes through nuclear factor-kappa B impairment. Ann. Rheum. Dis. 66:345-50

Robert Koch-Institut (Hrsg.) (2006) Gesundheit in Deutschland. Gesundheitsberichterstattung des Bundes. 37-39, 195

Robertson CM, Pennock AT, Harwood FL, Pomerleau AC, Allen RT, Amiel D (2006) Characterization of pro-apoptotic and matrix-degradative gene expression following induction of osteoarthritis in mature and aged rabbits. Osteoarthr. Cartil. 14:471-6

Roman-Blas JA, Castaneda S, Largo R, Herrero-Beaumont G (2009) Osteoarthritis associated with estrogen deficiency. Arthritis Res. Ther. 11:241

Sasaki K, Hattori T, Fujisawa T, Takahashi K, Inoue H, Takigawa M (1998) Nitric oxide mediates interleukin-1-induced gene expression of matrix metalloproteinases and basic fibroblast growth factor in cultured rabbit articular chondrocytes. J. Biochem. 123:431-9

Sasaki S, Iwata H, Ishiguro N, Obata K, Miura T (1994) Detection of stromelysin in synovial fluid and serum from patients with rheumatoid arthritis and osteoarthritis. Clin Rheumatol. 13:228-33

Sasano H, Uzuki M, Sawai T, Nagura H, Matsunaga G, Kashimoto O, Harada N (1997) Aromatase in human bone tissue. J. Bone Miner. Res. 12:1416-23

Schlaak JF, Pfers I, Meyer Zum Buschenfelde KH, Marker-Hermann E (1996) Different cytokine profiles in the synovial fluid of patients with osteoarthritis, rheumatoid arthritis and seronegative spondylarthropathies. Clin. Exp. Rheumatol. 14:155-62

Schnabel M, Marlovits S, Eckhoff G, Fichtel I, Gotzen L, Vecsei V, Schlegel J (2002) Dedifferentiation-associated changes in morphology and gene expression in primary human articular chondrocytes in cell culture. Osteoarthr. Cartil. 10:62-70

Shin SJ, Fermor B, Weinberg JB, Pisetsky DS, Guilak F (2003) Regulation of matrix turnover in meniscal explants: role of mechanical stress, interleukin-1, and nitric oxide. J. Appl. Physiol 95:308-13

Stefanovic-Racic M, Mollers MO, Miller LA, Evans CH (1997) Nitric oxide and proteoglycan turnover in rabbit articular cartilage. J. Orthop. Res. 15:442-9

Straub RH (2007) The complex role of estrogens in inflammation. Endocr. Rev. 28:521-74

Sylvia VL, Boyan BD, Dean DD, Schwartz Z (2000) The membrane effects of 17beta-estradiol on chondrocyte phenotypic expression are mediated by activation of protein kinase C through phospholipase C and G-proteins. J. Steroid Biochem. Mol. Biol. 73:211-24

Takeuchi S, Mukai N, Tateishi T, Miyakawa S (2007) Production of sex steroid hormones from DHEA in articular chondrocyte of rats. Am. J. Physiol Endocrinol. Metab 293:E410-E415

Tanaka T, Fujii K, Kumagae Y (1999) Comparison of biochemical characteristics of cultured fibrochondrocytes isolated from the inner and outer regions of human meniscus. Knee. Surg. Sports Traumatol. Arthrosc. 7:75-80

Taskiran D, Stefanovic-Racic M, Georgescu H, Evans C (1994) Nitric oxide mediates suppression of cartilage proteoglycan synthesis by interleukin-1. Biochem Biophys Res Commun. 15:142-8

Tortorella MD, Liu RQ, Burn T, Newton RC, Arner E (2002) Characterization of human aggrecanase 2 (ADAM-TS5): substrate specificity studies and comparison with aggrecanase 1 (ADAM-TS4). Matrix Biol. 21:499-511

Tortorella MD, Malfait AM, Deccico C, Arner E (2001) The role of ADAM-TS4 (aggrecanase-1) and ADAM-TS5 (aggrecanase-2) in a model of cartilage degradation. Osteoarthr. Cartil.. 9:539-52

Tortorella MD, Pratta M, Liu RQ, Austin J, Ross OH, Abbaszade I, Burn T, Arner E (2000) Sites of aggrecan cleavage by recombinant human aggrecanase-1 (ADAMTS-4). J. Biol. Chem. 275:18566-73

Tsuji T, Chiba K, Imabayashi H, Fujita Y, Hosogane N, Okada Y, Toyama Y (2007) Age-related changes in expression of tissue inhibitor of metalloproteinases-3 associated with transition from the notochordal nucleus pulposus to the fibrocartilaginous nucleus pulposus in rabbit intervertebral disc. Spine (Phila Pa 1976.) 32:849-56

van Meurs JB, van Lent PL, van de Loo AA, Holthuysen AE, Bayne EK, Singer II, van Den Berg WB (1999) Increased vulnerability of postarthritic cartilage to a second arthritic insult: accelerated MMP activity in a flare up of arthritis. Ann. Rheum. Dis. 58:350-6

Verdonk PC, Forsyth RG, Wang J, Almqvist KF, Verdonk R, Veys EM, Verbruggen G (2005) Characterisation of human knee meniscus cell phenotype. Osteoarthr. Cartil. 13:548-60

Villalobos M, Olea N, Gorgojo L, Lopez-Gonzalez JD, Ruiz de Almodovar JM, Pedraza V (1987) [Proliferation kinetics of MCF-7 cell cultures. I. Relative influence of estrogens and antiestrogens on the growth of the cell population]. Rev. Esp. Fisiol. 43:209-14

Voigt H, Lemke AK, Mentlein R, Schunke M, Kurz B (2009) Tumor necrosis factor alpha-dependent aggrecan cleavage and release of glycosaminoglycans in the meniscus is mediated by nitrous oxide-independent aggrecanase activity in vitro. Arthritis Res. Ther. 11:R141

Wang W, Hayami T, Kapila S (2009) Female hormone receptors are differentially expressed in mouse fibrocartilages. Osteoarthr. Cartil. 17:646-54

Watson CS, Alyea RA, Jeng YJ, Kochukov MY (2007) Nongenomic actions of low concentration estrogens and xenoestrogens on multiple tissues. Mol. Cell Endocrinol. 274:1-7

Webber RJ, Hough AJ, Jr. (1988) Cell culture of rabbit meniscal fibrochondrocytes II. Sulfated proteoglycan synthesis. Biochimie 70:193-204

Weinberg JB, Lang T, Wilkinson WE, Pisetsky DS, St Clair EW (2006) Serum, urinary, and salivary nitric oxide in rheumatoid arthritis: complexities of interpreting nitric oxide measures. Arthritis Res. Ther. 8:R140

Westacott CI, Whicher JT, Barnes IC, Thompson D, Swan AJ, Dieppe PA (1990) Synovial fluid concentration of five different cytokines in rheumatic diseases. Ann. Rheum. Dis. 49:676-81

Wluka AE, Davis SR, Bailey M, Stuckey SL, Cicuttini FM (2001) Users of oestrogen replacement therapy have more knee cartilage than non-users. Ann. Rheum. Dis. 60:332-6

Yamanishi Y, Boyle DL, Clark M, Maki RA, Tortorella MD, Arner EC, Firestein GS (2002) Expression and regulation of aggrecanase in arthritis: the role of TGF-beta. J. Immunol. 168:1405-12

Zhang D, Trudeau VL (2006) Integration of membrane and nuclear estrogen receptor signaling. Comp Biochem. Physiol A Mol. Integr. Physiol 144:306-15

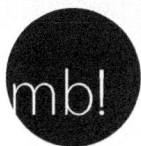

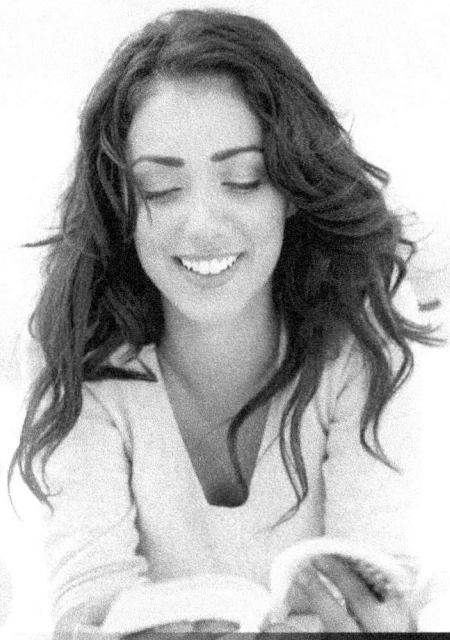

www.ingramcontent.com/pod-product-compliance
Lightning Source LLC
Chambersburg PA
CBHW021121210326
41598CB00017B/1535